reinhardt

Personzentrierte Beratung & Therapie; Band 18
Herausgegeben von der Gesellschaft für Personzentrierte Psychotherapie und Beratung e.V., Köln

Jobst Finke

Das Netzwerk der Gefühle

Personzentrierte Emotionspsychologie in Psychotherapie und Beratung

Ernst Reinhardt Verlag München

Dr. med. Jobst Finke, Essen, ist Facharzt für Psychosomatische Medizin und Psychotherapie sowie für Neurologie und Psychiatrie, Gesprächspsychotherapeut und tiefenpsychologischer Psychotherapeut. Er ist in der Ausbildung für tiefenpsychologisch fundierte und personzentrierte Psychotherapie tätig.

Von Jobst Finke ebenfalls im Ernst Reinhardt Verlag erschienen: „Personzentrierte Psychotherapie und Beratung. Störungstheorie – Beziehungskonzepte – Therapietechnik" (ISBN 978-3-497-02896-2) und „Träume, Märchen, Imaginationen. Personzentrierte Psychotherapie und Beratung mit Bildern und Symbolen" (ISBN 978-3-497-02974-7)

Bibliografische Information der Deutschen Nationalbibliothek

Die Deutsche Nationalbibliothek verzeichnet diese Publikation in der Deutschen Nationalbibliografie; detaillierte bibliografische Daten sind im Internet über <http://dnb.d-nb.de> abrufbar.
ISBN 978-3-497-03152-8 (Print)
ISBN 978-3-497-61864-4 (PDF-E-Book)
ISBN 978-3-497-61865-1 (EPUB)
ISSN 1860-5486

Printed in EU
Reihenkonzeption Umschlag: Oliver Linke, Hohenschäftlarn
Covermotiv: © bittedankeschön / Adobe Stock
Satz: Bernd Burkart; www.form-und-produktion.de

Ernst Reinhardt Verlag, Kemnatenstr. 46, D-80639 München
Net: www.reinhardt-verlag.de
E-Mail: info@reinhardt-verlag.de

Inhalt

Vorwort

Mit dieser Schrift sollen Berater und Beraterinnen sowie Therapeuten und Therapeutinnen Leitlinien für ein vertiefendes Verstehen ihrer Klienten bzw. Klientinnen vorgegeben werden. Einen privilegierten Zugang zum Prozess des Erlebens der Klientinnen und Klienten ermöglichen die Gefühle, wie Rogers in seiner klinischen Schrift von 1942 ausführte. Das Prozesshafte des Erlebens wiederum ergibt sich durch die abwehrbedingte Vernetzung der Gefühle. Um das deutlich zu machen, wird das Inkongruenz-Abwehr-Modell aus der störungstheoretischen Schrift von Rogers weiter ausdifferenziert. So wird dargestellt, wie in nichtbewussten, „unterschwelligen" Erlebensprozessen ein Gefühl durch ein jeweils anderes abgewehrt und dadurch transformiert wird. Die Basis für ein vertieftes Verstehen besteht dann darin, diesen Transformationsprozess aufzuschlüsseln. Dabei werden Parallelen zu schematheoretischen Konzeptbildungen, z. B. der EFT, insofern deutlich, als gezeigt wird, dass dort wie hier der annähernd gleiche Sachverhalt beschrieben wird, wenn auch in jeweils unterschiedlicher Begrifflichkeit. Dies wird anschaulich gemacht anhand des Vorgehens bei verschiedenen Störungsbildern.

Um der Gender-Problematik in einer möglichst lesefreundlichen Form gerecht zu werden, wurden die männliche und die weibliche Form von Kapitel zu Kapitel abwechselnd verwendet. Bei „Klient/Klientin" wurde hierauf weniger Wert gelegt.

Sehr herzlich möchte ich Frau Dipl.-Psych. Ulrike Landersdorfer vom Reinhardt-Verlag für viele Anregungen und weiterführende Hinweise sowie die freundliche Begleitung des Projektes danken.

1 Emotionszentrierter Ansatz

1.1 Personzentrierte Erkenntnishaltung

„Ich sehe, weil ich weiß", so antwortete jüngst eine Fotografin auf die Frage, was sie zu ihren ausdrucksstarken und von so viel Einfühlung zeugenden Bildern befähige. Gut 250 Jahre früher hatte der Großmeister der Erkenntnistheorie, Kant (1787/1995, S. 101), den Sinn dieser Begründung der Fotografin in die Worte gefasst: „Anschauungen ohne Begriffe sind blind." Denn erst, so könnte man diese Aussage erläutern, ein durch Begriffe repräsentiertes Wissen ermöglicht es, in der diffusen Flut der Erscheinungen die eigentlichen „Dinge" auch wirklich zu sehen. Ansonsten sieht man den Wald vor lauter Bäumen nicht. Und auch die Intuition, auf die sich viele in diesem Zusammenhang gerne berufen, basiert auf einem impliziten Wissen, einem einst erworbenen Wissen, dessen man sich gar nicht mehr bewusst ist. Es gibt kein „unmittelbares", kein voraussetzungsloses Verstehen. Auch bei der Empathie bzw. beim *einfühlenden Verstehen* („empathic understanding") als zentrales Haltungs- und Handlungsmerkmal der Personzentrierten Therapie (PZT) ist der Therapeut/Berater auf Vorannahmen, auf ein vorgängiges Wissen, herrührend u. a. aus seiner Ausbildung, aber auch aus der eigenen Selbstbeobachtung und einer Alltagspsychologie, angewiesen, um das Erleben des Klienten in seinen verschiedenen Facetten verstehend erfassen zu können. Denn nach Rogers (1986/1991, S. 240) soll der Therapeut „nicht nur die Bedeutungen, deren sich der Klient bewusst ist, sondern auch jene, die gerade unterhalb der Schwelle des Bewusstseins liegen, klären" können. Das *einfühlende Verstehen* ist also nicht nur ein „Verständnis-haben" im Sinne eines fraglosen, zustimmenden Nachvollziehens der Gedanken und Gefühle des Klienten. Es will vielmehr auch ein Erahnen des möglichen inkongruenzbedingten Doppelsinns der Klientenaussagen sein. Diese Einsicht verweist auf die Hermeneutik bzw. auf Schleiermacher als Begründer einer Theorie des Verstehens, wonach die Aufgabe des Verstehenden darin besteht, „die Rede zuerst ebenso gut und dann besser zu verstehen als ihr Urheber. […] So müssen wir vieles zum Bewusstsein zu bringen suchen, was ihm [dem Redner] unbewusst bleiben kann, außer sofern er selbst reflektierend sein eigener Leser wird." (Schleiermacher 1838/1977, S. 94; Ergänzung des Autors). Und das ist das Anliegen der Personzentrierten Therapie, dass der Klient reflektierend der Leser seines eigenen Erlebens wird. Auch das Konzept der „hermeneutischen Empathie" will mit seinen „Verstehenshypothesen" (Keil, 2018, S. 62f.) ein rein abbildendes, nacherlebendes Verstehen überschreiten. Dabei geht die Hermeneutik davon aus, dass das Entwerfen solcher Verstehenshypothesen als ein Erfassen von Sinnzusammenhängen an ein „Vorverständnis" gebunden ist (Gadamer, 1975). Ein solches Vorwissen, solche Vorannahmen stellen das „Bezugssystems" des Therapeuten dar, das beim „vorangehenden", d.h. nicht nur nachbildenden, Verstehen (Rogers, 1991, S. 254) eine wesentliche Rolle spielt. Diese Vorannahmen sind eben sowohl alltagspsychologischer Natur, wie aber auch das Ergebnis der fachlichen Ausbildung und uns oft so selbstverständlich, dass wir sie gar nicht mehr als ausdrückliche Vorannahmen oder auch „Vorurteile" wahrnehmen. Aber die ohnehin gegebenen alltagspsychologischen Vorannahmen werden in der wissenschaftlichen Psychotherapie natürlich ergänzt werden durch solche, die sich auf die Persönlichkeits- und Störungstheorie des jeweiligen Verfahrens beziehen.

In der personzentrierten Therapiepraxis spielen solche Vorannahmen eine das *einfühlende Verstehen* leitende Rolle. Wenn Rogers (1991, S. 254) den Prozess des therapeutischen Verstehens erörternd sagt, „gelegentlich gehe ich einen Schritt voran, wenn ich den Weg [des Verstehens] deutlicher sehe, auf dem wir uns befinden, ...". so impliziert dies den Anspruch, zumindest zeitweise den Klienten „besser zu verstehen, als er sich selbst versteht". Hierzu befähigt wird der Therapeut gerade durch seine Rolle als der „außenstehende Andere", der eben nicht befangen ist in dem „inneren Bezugssystem" des Klienten, das nämlich auch bestimmt ist von einer „Wahrnehmungsverzerrung" eigener Bedürfnisse und Intentionen (Rogers, 1959/2020, S. 36). Gleichzeitig wird der Therapeut zu diesem „besser Verstehen" befähigt durch sein fachliches Wissen, das zumindest implizit seine empathische Praxis leitet. Der Therapeut überschreitet hier also das Bezugssystem des Klienten, indem er auch aus seinem eigenen, einem theoriegeleiteten Bezugssystem bzw. Vorverständnis zu verstehen sucht. Das führt dazu, dass ein rein nacherlebendes, reproduktives Verstehen ergänzt wird durch ein über den offensichtlichen Sinn hinausgehendes, produktives Verstehen. In der PZT beruhen diese Vorannahmen u.a. auf entwicklungspsychologischen Annahmen im Rahmen von Erörterungen der „Bewertungsbedingungen", denen der Klient früher in seinem Elternhaus ausgesetzt war (Rogers, 1959/2020, S. 59), sodass dieser die elterlichen Bewertungen *„introjizierte"* (Rogers, 1959/2020, S. 42f.). Durch solche *Introjektionen* ist sein Selbstkonzept und damit die Art seiner möglichen Inkongruenz und auch seine Abwehr geprägt worden (Rogers, 1959/2020, S. 35, 62f.). Als ein Ergebnis könnte sich ein „Introjekt" in Form eines überstrengen „inneren Kritikers" (Gendlin, 1996) herausgebildet haben, der dem Klienten fast jede unbeschwerte Lebensfreude verbietet und ihn mit leicht aktivierbaren Schuldgefühlen bestraft.

Im Zentrum der personzentrierten Störungstheorie steht eben das Inkongruenzmodell und seine Implikationen. Zu den letzteren gehört die Vorstellung der Diskrepanz oder gar eines Widerspruchs zwischen dem Selbstkonzept einerseits und der „organismischen Erfahrungen" andererseits, vor allem auch jener, die der „nichtbewussten organismischen Existenz" zuzurechnen sind und die nach Rogers als „riesige Pyramide" einer nur kleinen „Spitze" als der Ort des Gewahrseins gegenübersteht (Rogers, 1980/1981, S. 78). Jene nichtbewusste organismische Existenz ist der große Bereich von z. T. nichtbewussten Bedürfnissen, Motiven, Fantasien und Gefühlen, die mit dem Selbstkonzept als zumindest partiell unvereinbar erlebt und eben deshalb vom Bewusstsein bzw. dem „Gewahrsein" ausgeschlossen sind (Rogers, 1959/2020, S. 35). Sobald solche Bedürfnisse und Gefühle dennoch „am Rand des Gewahrseins" (Rogers, 1959/2020, S. 36f.) auftauchen, werden sie abgewehrt und verdrängt, also an der Gewahrwerdung gehindert (Rogers 1961/1973, S. 331). Das Konzept der Abwehr und damit auch das des Nichtbewussten sind somit Aspekte des Inkongruenzmodells (Galliker, 2021). Dieses Abwehrkonzept impliziert auch die Vorstellung, dass ein Gefühl jeweils von einem anderen Gefühl abgewehrt werden kann. Angst z. B. kann durch Wut abgewehrt werden, insofern der sich Ängstigende plötzlich von einem Gefühl der Empörung ergriffen wird und nun „wutentbrannt" dem Angreifer gegenübertritt. Die Abwehr von Gefühlen durch ein jeweils anderes Gefühl und ihre dadurch bedingte Transformation macht den prozesshaften Charakter der Gefühle gerade unter dem Eindruck der Therapie deutlich (Rogers, 1961/1973b, S. 130f.). – Übrigens soll im Folgenden bei dem von Rogers gebrauchten Begriff „experience of the organism" (Rogers, 1959, S. 203/2020, S. 27f.) „experience" nicht mit „Erfahrung", sondern mit „Erleben" übersetzt werden, da im Deutschen „Erfahrung" i. d. R. das Ergebnis reflektierter Wahrnehmung impliziert, während hier in den entsprechenden Zusammenhängen meist ein unmittelbares, präreflexives Spüren und Erfühlen gemeint ist (Stumm, 2021).

In dieser knappen Skizze der personzentrierten Störungstheorie deutet sich hinsichtlich unseres Themas die konzeptuelle Nähe zu anderen Verfahren an. Dies betrifft einmal, wie z. T. schon aus der verwendeten Begrifflichkeit hervorgeht, die Psychoanalyse (PA) bzw. die Tiefenpsychologie (TP). Denn das Inkongruenz- und das Abwehrkonzept weisen auf Parallelen zum tiefenpsychologischen Konzept des innerpsychischen, unbewussten Konfliktes (Mentzos, 1991) und einer „Tiefenhermeneutik" (Habermas, 1968) als therapeutischer Bearbeitungsmodus hin. Inhaltliche Korrespondenzen bestehen aber auch zu den schematheoretisch orientierten Ansätzen (Schematherapie, Emotionsbezogene Psychotherapie und Emotionsfokussierte Therapie (EFT), s. u.), sofern es in deren Beschreibungen um den gleichen Sachverhalt geht, nämlich den der Transformationen und Verknüpfungen von Emotionen durch nichtbewusste Abwehrvorgänge; man kann letztere auch schematheoretisch lesen, s.u. Jedoch wird dort zu deren Beschreibung eine andere Begrifflichkeit benutzt. So ist statt von „Abwehr“ meist von „Bewältigung“ oder „Vermeidung“ die Rede. Sofern diese als Aspekte eines Schemas angesehen werden, gelten sie auch als außerhalb des Gewahrseins operierend. Durch das Konzept der Abwehr bzw. der Bewältigung/Vermeidung eines Gefühls durch ein anderes kommt es bei diesen Ansätzen auch zu der Vorstellung des prozessualen Charakters von Gefühlen. Bei diesen Gegenüberstellungen bzw. Vergleichen der einzelnen Verfahren soll es übrigens nur um diesen „emotions- zentrierten“ Aspekt der jeweiligen Theoriebildung gehen und es sollen nur die hier bestehenden Ähnlichkeiten, weniger der hier auch vorliegenden Unterschiede erörtert werden. Auch in therapeutischer Hinsicht bestehen insofern Parallelen zwischen den einzelnen Ansätzen, als jeweils die Beachtung der Abwehr bzw. Bewältigung/Vermeidung von Emotionen und damit ihre Transformation im Zentrum der Aufmerksamkeit und der Bearbeitung steht. Solche Ähnlichkeiten zwischen verschiedenen Verfahren hinsichtlich einiger Merkmale sollten insofern nicht verwunderlich sein, als Therapeuten vor die gleiche Aufgabe gestellt sind und sich außerdem bei deren Lösung auch gegenseitig inspirieren. So ließ sich Rogers, wie schon angedeutet, beim Entwurf seiner Störungstheorie offensichtlich von der Psychoanalyse inspirieren (Rogers’ erste klinische Tätigkeit nach dem Studium war im psychoanalytisch geführten Institute of Child Guidance, New York; Rogers, 1959/2020, S. 15). Gleichzeitig wurde z.B. der Psychoanalytiker Kohut (1959/1971) ebenso offensichtlich von der personzentrierten Therapietheorie angeregt zu seinem Entwurf der „Selbstpsychologie“, in der Begriffe wie Empathie, Alter-Ego-Beziehung bzw. –Übertragung, Selbst und Selbstobjekt zentral sind. Die von Rogers beschriebene Rolle des Therapeuten als „Alter-Ego“ wird bei Kohut zu der Funktion eines „Selbstobjektes“ für den Klienten, d.h. das jeweils gleiche Beziehungskonzept wird also bei Rogers als Aufgabe und Angebot des Therapeuten, bei Kohut dazu reziprok als Erwartung und Bedürfnis des Klienten beschrieben (Rogers, 1951/1973a, S. 52f.; Kohut, 1989, S. 275f.).

Im Blick auf die Schematherapie einschließlich der EFT ist wiederum zu sagen, dass sich schemaanaloge Konzeptionen im Sinne der Annahme unbewusster, stereotyp sich wiederholender Erlebens- und Verhaltensmuster schon in der frühen Psychoanalyse finden (Kap. 1.6). In diesem Zusammenhang sei auch erwähnt, dass sich Greenberg, Mitbegründer der Schematherapie, von Rogers und dessen Inkongruenz- und Abwehr-Modell insofern absetzt, als ihm diese Konzepte zu „strukturell“, d.h. zu statisch und zu wenig prozesshaft angelegt seien (Greenberg, 2011, S. 37f., 56). Diese Kritik bezieht sich z.B. auch auf das „Selbst“, das nicht als Struktur, sondern als Prozess sich ständig wiederholender Konstruktionen zu konzipieren sei. Diese Argumentation erscheint allzu dichotomisch, zumindest sofern der strukturelle Aspekt völlig ausgeschlossen werden soll. Zwar hat auch diese Schrift das zentrale Anliegen, das Prozesshafte zu betonen, z. B. das Erleben als Prozess einer dynamischen Abfolge von verschiedenen Gefühlen darzustellen. Dennoch wird hier auch so etwas wie „Struktur", also etwas für eine gewisse Dauer annähernd Gleichbleibendes bei der Beschreibung einer Persönlichkeit, eine Rolle spielen. Bei der vorliegenden Darstellung wird eine um Klarheit, Übersichtlichkeit und Prägnanz bemühte Didaktik angestrebt, bei der sehr subtile Ausdifferenzierungen nicht immer vollumfänglich berücksichtigt werden. Für das, was hier gezeigt werden soll, wäre diese Komplexitätsreduktion auch ohne Belang.

In Zentrum dieser Schrift steht die Erörterung so genannter negativer Gefühle wie Angst, Ärger und Wut, Trauer und Depressivität, Scham- und Schuldempfinden. Diese Begrenzung der Auswahl rechtfertigt sich durch den Umstand, dass diese Gefühle bei vielen psychischen Störungen eine Rolle spielen oder selbst unmittelbar den Klienten veranlassen, eine Beratung bzw. Therapie aufzusuchen. Es dürften also die Gefühle sein, die therapiepraktisch von größter Bedeutung sind. Dabei sollen hier diese Gefühle u. a. auch in ihrem Zusammenhang mit Abwehrfunktionen möglichst systematisch dargestellt werden. Das damit verbundene emotionspsychologische Wissen kann dem personzentrierten Therapeuten/Berater beim *Einfühlenden Verstehen* insofern eine bedeutsame Hilfe sein, als es auf den funktionalen Zusammenhang verschiedener Gefühle verweist. Dadurch soll deutlich werden, wie gewissermaßen ein Gefühl aus einem anderen hervorgeht, also welche Zusammenhänge zwischen Gefühlen sich oft herausbilden. Dieses Wissen um eben solche Zusammenhänge ermöglicht es, Vorannahmen über die emotionsfunktionale „Nachbarschaft" eines vom Klienten genannten Gefühls mit jeweils anderen Gefühlen und mit diesen verbundenen Kognitionen und Motiven zu entwickeln, was für ein vertiefendes Verstehen im Sinne einer „Tiefenreflektion" (Mearns et al., 2016, S. 109) von Bedeutung ist. Wenn z. B. der Klient explizit oder implizit ein ihn gerade bestimmendes Gefühl anspricht, so kann der Therapeut aufgrund seines „Vorwissens" sich eine „Verstehenshypothese" (Keil, 2018) über jene Gefühle, Intentionen und Vorstellungen bilden, die im Bedeutungshof dieses Gefühls liegen könnten. Wegen vielfältiger „Nachbarschaften" und Zusammenhänge von verschiedenen Gefühlen können wir auch von einem „Netzwerk" der Gefühle sprechen. Es handelt sich dabei oft um Gefühle, die dem Klienten selbst u. U. kaum oder nur undeutlich bewusst sind. Der Bezug auf solches „Vorwissen" bzw. „Vorverständnis" erleichtert ein Arbeiten auf der Ebene, auf der die Empathie über ein rein nachbildendes, nacherlebendes Verstehen hinausgeführt wird zu einem Sinnerfassenden, produktiven Verstehen (Finke, 2019).

Ein solch sinnerfassendes Verstehen kann auch nötig sein, um die eigene konstruktive Haltung aufrechtzuhalten. In der Psychotherapie kann bekanntlich der einfühlsame, bejahende Blick auf den Klienten nicht selten durch das persönliche eigene Betroffensein in einer therapeutischen Beziehung erschwert sein. Nehmen wir das Beispiel eines narzisstisch gestörten Klienten, der seinen Therapeuten ebenso subtil wie nachhaltig entwertet und dessen Verstehensangebote von der ersten Stunde an konsequent kritisiert. Das kann den emotionalen Rückzug oder gar die Verärgerung oder Verbitterung des Therapeuten zur Folge haben. Hier kann aber der Rückbezug auf das Störungswissen, besonders auch auf die biografischen Aspekte dieses Wissens, hilfreich sein und den empathisch verstehenden Zugang zum Klienten erleichtern bzw. wieder herstellen. Vor dem Hintergrund seines Störungswissens kann der Therapeut sich nämlich vergegenwärtigen, dass z. B. dieser Klient seine geheimen Versagensängste und Selbstwertzweifel durch eine phantasmatische Selbsterhöhung abwehrt. Das vom Klienten gezeigte Überlegenheitsgefühl (auch gegenüber dem Therapeuten) ist das Ergebnis einer Abwehr. Abgewehrt wurden geheime „Minderwertigkeitsgefühle", Versagensängste oder Insuffizienzscham. Diese Einsicht kann es dem Therapeuten erleichtern, mit den möglichen Entwertungen seiner Person durch solche Klienten gelassener umzugehen. Ein Störungswissen ermöglicht auch sich vorzustellen, durch welche elterlichen „Bewertungsbedingungen" (Rogers, 1959/2020, S. 50) und ihre entsprechenden Entwertungen des jungen Klienten dieses (narzisstische) Muster, mit eigenen Ängsten und Beschämungen umzugehen (nämlich diese auf einen anderen zu „projizieren", s. u.), entstanden ist. Dem Therapeuten wird es so möglich, aus dem herablassenden, abweisenden Verhalten eine verborgene Hilfesuche heraushören zu können, eine Hilfe- und Kontaktsuche, die nur in einer völligen Verkehrung des eigentlichen Anliegens ihren Ausdruck finden kann. Natürlich kann der Therapeut bei solcher Art einer „hermeneutischen Empathie" (Keil, 2018, S. 62f.) sich auch irren. Deshalb muss er seine wissensbasierte Weise des Verstehens immer für mögliche Korrekturen offenhalten und sein Vorverständnis immer wieder überprüfen und u. U. neu justieren.

1.2 Bedeutung der Gefühle in der Personzentrierten Therapie

Als ein Ziel der Personzentrierten Psychotherapie (PZT) sah Rogers „die Bewusstmachung von Erfahrungen, deren der Klient sich bisher nicht bewusst war" (Rogers, 1951/1973a, S. 143). Rogers führt dazu aus, dass hierbei aber nicht primär eine Art von Wissensvermittlung eine besondere Rolle spielt, sondern die Änderung des Erlebens des Klienten bedeutsam ist, um überhaupt für dieses neue Wissen (über sich selbst) empfänglich zu sein. Dazu muss der Klient seine Gefühle als bedeutsame Aspekte des Erlebens zunächst intensiv erleben, um sodann reflektierend über sie zu sprechen. Durch ersteres würde das Selbstkonzept so beeinflusst, um in der Lage zu sein, z.B. mit dem Selbstideal primär wenig vereinbare Einsichten anerkennen zu können. „Die Veränderung im Selbst geht der Wiederentdeckung von geleugnetem oder unterdrückten Material eher voraus, als dass sie ihr folgt", so beschrieb Rogers (1951/1973a, S. 144) diesen Zusammenhang. Daraus folgt, dass die PZT schon insofern ein erlebenaktivierendes Verfahren ist, als sie eben im emotionalen Erleben die zentrale Basis der Änderung von Einstellungen, Überzeugungen und Bewertungen sieht. Das wiederum bedeutet, dass Gefühle als Elemente wie als Ausdruck des Erlebens und dessen Änderung im Fokus der therapeutischen Arbeit stehen müssen.

In „Die nicht-direktive Beratung" führt Rogers (1942/1992, S. 124f.) aus, dass der Therapeut/Berater zwar die Äußerung des Klienten jeweils spiegeln soll, aber so, dass er hier weniger auf den sachlichen Inhalt als vielmehr auf das diese Äußerung begleitende Gefühl zentrieren soll. Es müsse um ein Herausarbeiten des emotionalen Gehalts der Klientenaussage gehen. Denn „diese neuere Therapie bemüht sich, so direkt wie möglich im Bereich der Gefühle und Emotionen zu wirken und versucht, nicht auf einem intellektuellen Wege zu einer emotionalen Reorganisation zu gelangen" (Rogers, 1942/1992, S. 37; Ergänzung des Autors). Deswegen käme es darauf an, „nicht nur den Inhalt des Gesagten, sondern auch die ausgedrückten Gefühle zu erfassen und in erster Linie auf sie einzugehen" (Rogers, 1942/1992, S. 131). Denn durch das Aufgreifen der Gefühle bzw. der „emotionalen Einstellungen" könne er am besten Zugang zum Erleben des Klienten, zu seiner „inneren Welt", wie Rogers später sagen wird (Rogers, 1977, S. 20), finden. Dabei sei der Berater am wirkungsvollsten, „wenn er hilft, das Gefühl bewusst ins Bild zu rücken, ohne Partei zu ergreifen. Hier ist es besonders wichtig, dass er seine Funktion als die eines Spiegels begreift, der dem Klienten sein wirkliches Ich zeigt" (Rogers, 1942/1992, S. 133). Sodann führt Rogers aus, dass in der Therapie zwar in erster Linie „über die Gefühle gesprochen werden sollte, die der Klient ausgedrückt hat." Aber: „Das Erkennen solcher Einstellungen, über die der Klient noch nicht gesprochen hat, kann [...] den Prozess der Therapie beschleunigen" (Rogers, 1942/1992, S. 140). Hier mahnt Rogers jedoch auch besondere Behutsamkeit an, da das Ansprechen von noch kaum bewussten Gefühlen beim Klienten Widerstand (und natürlich auch das Erleben von Beschämung) auslösen kann. Das Ansprechen bzw. Spiegeln von explizit oder implizit ausgedrückten Gefühlen („reflecting of feelings", Rogers, 1942/1992, S. 133, 185) solle dabei auch für die Beziehungen zwischen verschiedenen Gefühlen gelten. Von solchen Beziehungen zwischen verschiedenen Gefühlen wird im vorliegenden Buch ausführlich die Rede sein, denn das Klären dieser Beziehungen führt zur „inneren Welt“ des Klienten und zur Erhellung seines Selbstverständnisses. Rogers erörtert dann auch den therapeutischen Umgang mit negativen und widersprüchlichen Gefühlen. Zu ersteren sagt er, dass der Therapeut/Berater sich nicht scheuen sollte, auch negative, also z. B. traurige oder Selbstwert-Zweifel ausdrückende Gefühle aufzugreifen und der Versuchung zu widerstehen, in solchen Fällen voreilig tröstend, beschwichtigend oder das Negative bagatellisierend einzugreifen. Bei widersprüchlichen Gefühlen wäre es wichtig, die emotionale Ambivalenz so anzusprechen, dass der Klient sich mit ihr auseinandersetzen könne.

Später hat Rogers seinen Ansatz um die systematische Thematisierung der personzentrierten Haltungen bzw. Einstellungen erweitert, was u. a. bedeutete, dass er diesen Ansatz nicht mehr auf ein „reflecting of feelings“ reduziert sehen wollte. Denn er befürchtete, dass ein solches Spiegeln der Gefühle zu mechanistisch verstanden und zu emotional distanziert praktiziert werden könnte. Die Absicht, ein rein instrumentell verstandenes Spiegeln zu vermeiden, führte Rogers dazu, die Darstellung der Anwendungspraxis in Form eines Beschreibens von Mustern des therapeutischen Vorgehens zurückzustellen gegenüber der Darstellung personzentrierter Haltung. Auch die Spiegel-Metapher schien Rogers nun zu „kalt“, d. h. sie schien ihm zu wenig therapeutische Anteilnahme und Engagement nahezulegen. Der Berater/Therapeut solle eben dem Klienten nicht einfach nur ein Spiegel, sondern ein um Mit- und Einfühlen bemühter Begleiter sein (Rogers, 1951/1973a, S. 40f.). Jedoch sollte solch einfühlsames Verstehen sich weiterhin besonders im Erfassen und empathischen Ansprechen von Gefühlen zeigen (Rogers, 1951/1973a, S. 426; Rogers, 1986). Reinhard Tausch (1970), der in den, 1960er Jahren die „client-centered therapy“ im deutschen Sprachraum einführte, hatte den therapiepraktischen Aspekt des Aufgreifens von Gefühlen durch die bekannte Formel „Verbalisierung persönlich-emotionaler Erlebnisinhalte (VEE)“ darzustellen versucht. Mearns et al. (2016, S. 109) gingen insofern darüber hinaus, als hier auf der höchsten Rangskala des Einfühlenden Verstehens in Form einer „Tiefenreflektion“ auch ausdrücklich „unterschwellige Gefühle“, also nicht voll bewusste Gefühle, erfasst und angesprochen werden sollten, was allerdings, wie oben gesagt, schon Rogers angedacht hatte. Rice (1974) und auf der anderen Seite Greenberg (2011; Greenberg & Paivio, 1997) konzipierten beim therapeutischen Vorgehen auch ein Gefühle „evozierendes“ Element, wobei es sich um ein Herausfordern und Wachrufen bisher wenig oder nicht bewusster Gefühle handelt. Im Focusing von Gendlin wird die Aktivierung des Erlebens dadurch in ganz besonderer Weise betont, dass die Gefühle gewissermaßen in ihrem Urzustand angesprochen werden sollen, nämlich als ein körpernahes Empfinden und Spüren und ihrer verschiedenen Bedeutungsebenen noch vor jeder begrifflichen Fixierung und Kategorisierung (Gendlin, 1998, Deloch, 2019). Analog zum Prozessmodell Gendlins (2016) soll im Folgenden das Erleben als Prozess beschrieben werden, hier insofern, als gezeigt wird, wie durch Abwehr ein Gefühl aus einem anderen hervorgeht. Eine Prozesskonzeption widerspricht übrigens auch nach Gendlin nicht einer Betrachtung von Persönlichkeitsstrukturen, da letztere als sich ständig wiederholende Prozesse verstanden werden können (Gendlin, 2016; Lindenbauer, 2016).

1.3 Was sind Gefühle?

Auf die Frage, wie Gefühle bzw. Emotionen zu definieren sind, gibt es vielfältige Antworten, die jeweils nur „Arbeitsdefinitionen" darstellen (Otto et al., 2000), in denen in der Regel das wissenschaftstheoretische Vorverständnis der jeweiligen Forschungsrichtung zum Ausdruck kommt. So erscheint die Emotion als eines „der am schlechtesten definierten Konzepte", dies u. a. auch wegen der schwierigen Abgrenzbarkeit von Emotion gegen andere Phänomene wie Kognition und Motivation (Schmidt-Atzert (1981, S. 25). Diese Schwierigkeit der Definition habe auch damit zu tun, dass Emotion keine eindeutiges, sondern ein vielgestaltiges Phänomen ist (Izard, 1981). Eine Folge dieser Schwierigkeiten zeigt sich schon darin, dass auch der Name für das besagte Phänomen umstritten ist, „Emotion", „Gefühl" oder „Affekt", welcher ist passender?

Der Begriff „Affekt" hat sich in der Psychoanalyse etabliert. Gegenüber „Gefühlen" oder „Emotionen" wird bei der Rede von „Affekten" oft das stärker Impulshafte, Drängende, Eruptive betont, aber auch das körpernah Physiologische solcher „affektiven" Regungen. Rogers (1959/2020, S. 28) spricht in der Regel von „Gefühlen", und er scheint „Gefühl" als den Oberbegriff zu sehen, der Kognitionen sowie Emotionen als physiologisch wirksame und messbare Basis umfasst. Der Neurowissenschaftler Damasio (2002) dagegen stellt den Emotionen als primär körperliche Reaktionen die Gefühle als mentale Ereignisse gegenüber (Lux, 2007), ohne hier eine hierarchisierende Zuordnung zu konstruieren. Das ist anders beim Mainstream der Emotionspsychologie. Hier wird oft ein Komponentenmodell der Emotion favorisiert, nach dem „Emotion" als Oberbegriff fungiert, der z. B. die Komponenten Körperempfindung, Affekt und Stimmung (Schelp & Kemmler, 1988) oder Körperreaktionen, Ausdrucksverhalten und Gefühl (Otto et al., 2000) bzw. somatische, behaviorale, kognitive und gefühlshafte Komponenten (Lammers, 2011) zugerechnet werden. Für die folgenden Untersuchungen sind solche Differenzierungen nicht entscheidend, sodass hier Gefühl und Emotion als Synonyma behandelt werden. In phänomenologisch ausgerichteten Theorieansätzen ist der Begriff „Gefühl" zentral bzw. wird dem der Emotion gleichgestellt, da das angesprochene Phänomen unmittelbar begegnet als das jeweils „Gefühlte" (Demmerling & Landweer, 2007; Döring, 2009). Auch für die PZT ist eine therapeutische Zentrierung auf das subjektive Erleben, auf die unmittelbar sich zeigenden Gefühle der erste, entscheidende Schritt beim *einfühlenden Verstehen*. Und da schon Rogers fast immer von Gefühlen und nicht von Emotionen sprach, haben wir allen Grund, uns diesem Wortgebrauch anzuschließen, ohne die Gleichstellung mit dem Begriff „Emotion" aufzugeben.

Bei Fragen der Begriffsbestimmung zeigt sich die starke Abhängigkeit aller emotionstheoretischen Aussagen von ihrer vorgängigen Definition (Mandl & Reiserer, 2000). Das betrifft auch den Begriff der Kognition, der z. T. sehr weit gefasst wird. In der Theorie von Lazarus (1991) scheinen Emotionen nur noch ein Epiphänomen von Kognitionen zu sein, insofern Emotionen nur eine Folge der (kognitiven) primären Einschätzung bzw. Bewertung einer Situation und der sekundären Einschätzung ihrer möglichen Bewältigung sind. Der Vorbehalt gegen diese kognitivistische Zuspitzung betonte die Möglichkeit einer unmittelbar gefühlshaften Bewertung (Zajonc, 1980; Izard, 1994). Dies kommt besonders zum Ausdruck in der „Feeling-Theorie", die den Erlebensaspekt stark macht und darlegt, dass es auch präreflexive Gefühle gibt, die die Funktion von gefühlten Bedeutungen und emotional-intuitiven Bewertungen haben (Goschke & Bolte, 2002; Helm, 2009).

Mit dem Begriff „Gefühl" ist stärker das subjektive Fühlen und Spüren gemeint, was bedeutet, dass dieser Begriff auch die Perspektive der ersten Person, d. h. der unmittelbar erlebenden Person, impliziert (Uhlig, 1995). In der um Objektivität, Replizierbarkeit und Überprüfbarkeit der Aussagen bemühten Wissenschaft ist dagegen die Perspektive der dritten Person, d. h. des (experimentierenden) Beobachters, maßgebend, sodass eben der Begriff „Emotion" in der wissenschaftlichen (positivistisch ausgerichteten) Psychologie gebräuchlicher ist. Zwar hat man versucht, auch hier die Ebene des subjektiven Erlebens durch Befragung von Versuchspersonen einzubeziehen. Aber dies ist schon eine sehr vermittelte Ebene, da die Versuchspersonen in den Fragebögen nur sagen können, wie sie vermutlich diese oder jene bloß vorgestellte Situation erleben würden.

Bei dem Versuch, die verschiedenen „gefühlshaften" Phänomene differenzierend zu beschreiben, ist eine Einteilung üblich geworden, in der Gefühle im engeren Sinn von Stimmungen und von Einstellungen bzw. Haltungen sowie auch von körpernahen Empfindungen unterschieden werden. Demnach zeichnen sich Gefühle gegenüber Stimmungen durch eine kürzere Dauer aus. Außerdem haben sie meist einen konkreten Anlass (bzw. auslösenden Stimulus, wie es in der Verhaltenstherapie heißt) sowie einen fassbaren Bezugspunkt bzw.

ein Ziel. Angst z.B. ist auf eine bestimmte Gefahrenquelle bzw. einen gefährlichen Gegenstand bezogen, sie ist also intentional. Insofern machen Gefühle auch eine bestimmte Aussage im Sinne von „gefühlten Bedeutungen“, wie etwa bei der Aussage „Diese Situation fühlt sich gefährlich an“. Sie haben also eine propositionale, d.h. Urteile bzw. Aussagen beinhaltende Struktur. Stimmungen dagegen fehlt oft sowohl ein klar benennbarer Anlass wie die Bezogenheit auf einen „Gegenstand“ und ein aussageförmiger Gehalt. Man weiß oft gar nicht so recht, warum man z.B. gerade melancholisch gestimmt ist. Außerdem sind Stimmungen meist weniger intensiv und „heftig“ als Gefühle. Jedoch nicht alle Phänomene, die gemeinhin als Gefühle klassifiziert werden, sind hinsichtlich der genannten Kriterien von der Stimmung so klar abgrenzbar wie die Angst. Dies kann z.B. bei der Freudigkeit bzw. Fröhlichkeit, aber auch der Traurigkeit der Fall sein, Gefühle, die nicht selten länger andauern und gelegentlich weder einen eindeutigen Anlass noch einen klaren Bezug zu einer bestimmten Erwartung haben können, d.h. sie können den Charakter von Stimmungen annehmen. Die genannten Differenzierungskriterien sind also keineswegs immer sehr trennscharf, schon, weil zumindest manche Gefühle sehr komplex sind; sie können wie aus mehreren Gefühlen zusammengesetzt erscheinen.- Über die Stimmung als Phänomen von längerer Dauer hinaus können emotionale Phänomene gewissermaßen auch chronisch werden, nämlich dann, wenn sie als Leitbild so in das Selbstkonzept, namentlich in das Selbstideal, integriert werden, dass sie zu einer grundsätzlichen Einstellung oder Haltung der Person werden. Genau dieses erwartet auch Rogers vom personzentrierten Therapeuten: Dass dieser nämlich auf der einen Seite die therapeutischen Kernmerkmale wie die gefühlshafte Einstellung von Achtung und Wertschätzung so verinnerlicht, dass sie zu einer Grundhaltung, sogar zu einer „Seinsweise“, zu einem „way of being“ werden (Rogers, 1977, S. 116). Auf der anderen Seite dieser Reihung affektiver Phänomene wäre das körperlich bzw. körpernahe Empfinden zu nennen, etwa ein Juckreiz oder der Schmerz bei körperlicher Verletzung. Ein solches Empfinden wird verglichen mit Gefühlen etwa der Angst oder der Trauer als relativ Ich-fern erlebt.

Gefühle unterscheiden sich von Kognitionen u.a. sehr durch das Ausmaß ihrer Kontrollierbarkeit, sofern diese bei Gefühlen eben deutlich geringer ist. Gefühle können wir anders als Gedanken kaum aktiv in Bewegung setzen, denn Gefühle widerfahren uns. Dieser Widerfahrnis-Charakter von Gefühlen hat zur Folge, dass wir über sie nur sehr begrenzt verfügen können. Die weitgehende Unverfügbarkeit von Gefühlen ist für die Therapie dann ein Problem, wenn eine bessere Regulierbarkeit, also Verfügbarkeit von Gefühlen als ein wichtiges Therapieziel erscheint, wie das z.B. bei Klienten mit der Neigung zu Impulsdurchbrüchen etwa in Form von „Wutanfällen“ im Rahmen einer Borderline-Persönlichkeitsstörung der Fall sein kann. Solche Fälle machen übrigens deutlich, dass die (wenn auch begrenzte) Regulierungsfähigkeit von Gefühlen offenbar schon in früher Kindheit durch Erfahrungs- und Modelllernen auf dem Hintergrund elterlicher Vorbildhaltungen und Empathie erworben wird.

Gefühle sind „naturgegeben" nicht statisch, sondern dynamisch, sie bilden eine Abfolge von verschiedenen Erlebensmomenten. Gefühle haben also einen temporalen Charakter (Kochinka, 2004). Wir könnten auch sagen, dass sie als ein prozessuales Geschehen zu charakterisieren sind, also Prozesscharakter haben. Besonders prägnant verdeutlichen lässt sich dies anhand von besonders kurz dauernden Gefühlen, wie z. B. beim Gefühl der Überraschung oder des Erschreckens. Hier kann man oft verschiedene Momente dieses Gefühls unterscheiden. Zunächst ein heftiges, stark auch körperlich empfundenes Zusammenzucken, dann kurz ein Angstgefühl und dann in ein Erleben von Irritation, das schließlich in eine zunehmende Beruhigung übergeht oder eventuell auch in ein Gefühl namenloser Angst und Unheimlichkeit, wie es besonders von existenzphilosophischer Seite thematisiert wurde (s. u.). In dieser Schrift soll der Prozesscharakter von Gefühlen unter dem Theorem der Abwehr bzw. der Bewältigung untersucht werden, wodurch deutlich werden soll, dass die Abfolge der Gefühle vielfach keine beliebige ist, sondern innerpsychischen, nichtbewussten Regulationsprinzipien folgt, sodass sich so zwischen ihnen ein sinnhafter Bezug ergibt. Das bedeutet, dass Gefühle aufeinander verweisen können. Ein Gefühl der Angst und des Bedrohtseins verweist zunächst auf die Bedrohung bzw. den Bedrohenden und damit auch auf das Bedürfnis nach Sicherheit und Schutz. Es kann aber auch auf ein reaktives Gefühl der Empörung und schließlich der Wut gegenüber dem Bedrohenden verweisen. Wenn allerdings dieser Bedrohende als übermächtig erscheint, kann auch ein Gefühl ohnmächtiger Hilflosigkeit und depressiver Resignation die Folge sein. Das Aufzeigen solcher „Verweisungszusammenhänge" ist ein zentrales Anliegen dieser Schrift.

1.4 Funktionen und Dysfunktionen der Gefühle

Mit der Frage der Funktion ist auch die einer Bewertung verbunden, ob Gefühle für die Entwicklung und Leistung der Menschen zweckdienlich sind. Diese Frage wurde im Rationalismus und der Aufklärung des 18. Jahrhunderts tendenziell negativ, in der darauffolgenden Epoche der Romantik positiv und danach in der Zeit des Aufblühens der Naturwissenschaften und der Technik wieder eher negativ beantwortet. Mit dem Vitalismus und der Lebensphilosophie zu Beginn des 20. Jahrhundert trat hier wiederum eine Wende ein, da nun, wie schon in der Romantik, Gefühle als Botschafter des dunklen Ahnengrundes des Menschen gesehen wurden. Auch Rogers (1961/1973b, S. 191) war fasziniert (und lebensphilosophisch inspiriert) von den prärationalen Mächten des „Lebens", so, wenn er von der Weisheit des „Organismus" spricht und von dem Menschen, der von dieser Weisheit Gebrauch mache, sagt, dieser tue das „in der Erkenntnis, dass sein totaler Organismus klüger als sein Bewusstsein sein könnte und es oft ist". In diesem „Organismus" ist auch der Ort der „nichtbewussten organismischen Existenz" (Rogers, 1980/1981, S. 78) zu sehen, die ein Aspekt dieses „Organismus" ist. Kunde von diesem das bewusste Selbst überragenden Organismus geben nach Rogers vor allem die Gefühle, er sieht in ihnen den entscheidenden Zugang zum Erleben, auch seiner nichtbewussten Anteile (Rogers, 1942/1992).

Eine Auflistung der Funktionen von Emotionen impliziert immer die Gefahr einer groben Vereinfachung im Sinne einer simplen Zweck-Mittel-Relation, bei der vielfältige psychosoziale, kulturelle und historische Zusammenhänge sehr verkürzt bzw. kaum berücksichtigt werden. Wenn die Rede davon ist, dass eine bestimmte Emotion, z. B. Trauer bzw. Traurigkeit, die Funktion hat, durch ihren gestisch-mimischen Ausdruck die Erfüllung von Hilfsbedürfnissen zu ermöglichen, würde das bedeuten, dass eine solch „instrumentelle" Traurigkeit (Hofmann, 2018) bezweckt, bei den Umstehenden Zuwendung und Tröstung zu evozieren (Lammers, 2011). Unter bestimmten soziokulturellen Umständen kann dieses Bedürfnis natürlich tatsächlich bewusst oder unbewusst in diesem Sinne wirksam gewesen sein. Im Sinne einer quasi naturgesetzlichen Regelhaftigkeit dürfte dies aber schon insofern fraglich sein, als der Trauerausdruck stark durch die soziokulturelle Umgebung und damit auch durch ihre jeweilige historische Epoche und deren Wertekanon bestimmt ist. Die Erwartungshaltungen des Trauernden und seiner Bezugspersonen können nämlich in verschiedenen Kulturen sehr unterschiedlich sein, was zur völligen Rücknahme jeden Trauerausdrucks führen kann. In der Antike z. B. wurde Traurigkeit sehr negativ bewertet und in frühchristlicher Zeit galt sie sogar als eines der acht Hauptlaster (Demmerling & Landweer, 2007), sodass eine Trauermimik damals kaum viel Mitgefühl und Zuwendung ausgelöst haben dürfte. Wenn man einerseits hinsichtlich der Ausformung und der Instrumentalisierung des Trauerausdrucks sich auf die evolutionäre Entwicklung und ihre Selektionsprozesse beruft, so muss dieser Bezug in seinen Aussagen schon deshalb hypothetisch bleiben, weil wir doch nicht wirklich wissen können, was in den verschiedenen Zeitaltern der Naturgeschichte der Menschwerdung einmal wirklich zweckdienlich bzw. adaptiv war (Kochinka, 2004). Wenn wir andererseits dennoch von „den" Funktionen der Gefühle sprechen, so sind jene Funktionen gemeint, die sich unter den bekannten soziokulturellen Bedingungen unserer europäischen Gegenwart herausgebildet haben bzw. die wir ihnen unter diesen Bedingungen zusprechen dürfen.

Von den Funktionen der Gefühle zu sprechen, ist also insofern nicht unproblematisch, als Funktionen immer auf einen Zweck, ein Ziel hinweisen, das erreicht bzw. erfüllt werden soll. Ein solch zielbestimmter, intentionaler bzw. teleologischer Ansatz gilt aber in der Biologie und generell in der Naturwissenschaft als illegitim, da hier eine Ziele setzende Instanz nicht angenommen wird. Deshalb beziehen sich naturalistische Ansätze hier gerne auf die oben angedeutete Evolutionstheorie, während humanistische Ansätze (Galliker, 2021) dazu neigen, die soziokulturelle Bedeutung für die Ausformung der Emotionen und ihrer Funktionen zu betonen.

Nach dem erstgenannten Ansatz haben sich bestimmte Emotionen und ihre signalgebende wie handlungsmotivierende Funktionen im Selektionsprozess der Evolution herausgebildet und bewährt und lassen insofern auch eine Zwecksetzung implizierende Erklärung zu. Solches anzunehmen, liegt vielleicht besonders beim Angstgefühl nahe. Hier scheint die Vermutung nicht ganz unstimmig zu sein, dass die Funktion der Angst schon sehr früh in der Menschheitsgeschichte u.a. darin bestand, die vielfältigen Gefahren zu signalisieren, um ihnen ausweichen oder gezielt entgegentreten zu können. Denn schon auf der rein phänomenalen Ebene wird diese zwecksetzende Intention unmittelbar abgebildet: Der erschreckt Zurückweichende oder Fliehende handelt tatsächlich angstvoll in dem Bestreben, der Gefahr zu entkommen. Mit Bezug auf die Evolutionstheorie Darwins wurde die Universalität des Ausdrucks (und implizit auch der Funktion) der sechs so genannten Basisemotionen (Angst, Freude, Ärger, Traurigkeit, Ekel und Überraschung) unabhängig von der jeweiligen Kultur postuliert. Vergleichende Forschungen hätten demnach ergeben, dass in verschiedensten Kulturen diese Emotionen einen mimisch weitgehend identischen Ausdruck zeigen (Ekman, 1994). Wenn man hieraus aber auf die kulturelle Invarianz der Funktionen von Emotionen schließen, also ihre kulturelle Unabhängigkeit behaupten würde, so bliebe u.a. die Manipulierbarkeit des mimischen Ausdrucks angesichts verschiedener soziokultureller Situationen unberücksichtigt (Euler, 2000). Gelegentlich werden die „Basisemotionen" auch „primäre Emotionen" genannt und von „sozialen Emotionen" wie Scham und Schuld, Mitgefühl und Bewunderung, aber auch Hass und Neid unterschieden. Diesen letztgenannten Emotionen werden soziale Funktionen bei der Regulierung des Zusammenlebens im positiven wie negativen Sinne zugesprochen (Damasio, 2002).

In Bezug auf die hier u.a. genannte Traurigkeit ist zu sagen, dass man seine Trauermiene ändern bzw. ganz unterdrücken kann, wenn das, wie oben mit der Situation in der Antike angedeutet, sozial opportun erscheint. Angesichts der für die Antike anzunehmenden sozialen Gegebenheiten hätte eben der Ausdruck von Trauer keine (instrumentell) positive Funktion. Welche Emotionen mit welchen Funktionen verbunden sind, ist ohne eine Berücksichtigung des sozial-kulturellen und damit auch geschichtlichen Hintergrunds nicht sicher zu entscheiden (Weber, 2000). Wir sollten deshalb von der Annahme ausgehen, dass die Funktionen der Emotionen sich sowohl durch die Naturgeschichte des Menschen ausgebildet haben, hier wäre am ehesten die Angst zu nennen, wie auch im Laufe seiner Kulturgeschichte. Letztere dürfte besonders für die Ausbildung von Scham- und Schuldgefühlen von Bedeutung sein. Im Übrigen brauchen für uns auch nur die Funktionen von Emotionen bedeutsam sein, die im Hier und Jetzt unserer Lebenswelt augenscheinlich wirksam sind.

Emotionen bzw. Gefühle haben (zumindest unter vielen Umständen) eine Signalfunktion. Sie signalisieren z. B. Gefahren, wie das für das Gefühl der Angst schon aus einer phänomenologischen Perspektive leicht nachzuvollziehen ist. Diese Gefahren können äußere, aber auch innere sein. Letztere werden mit dem Inkongruenzmodell angesprochen, denn hier signalisiert die Angst die Gefährdung des Selbstkonzepts durch organismische Gefühle und Bedürfnisse, die mit dem Selbst unvereinbar sind (Rogers, 1959/2020, S. 30). Auch bei anderen Gefühlen können sich die Signalfunktionen der Gefühle auf äußere wie auf innere Anlässe beziehen.

Ärger z. B. kann sich auf die kritische Zurückweisung des Chefs oder des Arbeitskollegen beziehen, aber auch auf eine Verletzung des Selbstwertgefühls hinweisen und damit über das Bedürfnis nach Anerkennung und Wertschätzung informieren. Dies wiederum kann dazu motivieren, Handlungen zu initiieren, nach Anerkennung und Wertschätzung zu suchen (Greenberg, 2011). Trauer nach einer Partnertrennung kann über das Bedürfnis nach Geborgenheit und Anlehnung informieren und dadurch ebenfalls zu Handlungen motivieren, die Geborgenheit sicherstellen sollen. Gefühle haben also schon insofern auch eine motivierende Funktion, sofern sie auf ein Bedürfnis verweisen, was immer die Intention impliziert, befriedigt zu werden (Abele-Brehm & Gendolla, 2000; Galliker, 2012). So kann Angst vor einer äußeren Gefahr zur Flucht oder zum entschlossenen Angriff motivieren, und es würde dabei jeweils um das Bedürfnis nach Sicherheit bzw. Selbstbehauptung gehen. Scham kann eine Schamangst induzieren, die dazu motiviert, weitere Beschämungen, d. h. Ächtungen und Entwertungen durch die Gemeinschaft zu vermeiden, was zu einer stärkeren Rücksichtnahme auf gemeinschaftliche Erwartungen und soziale Ideale führen könnte. Dabei würde das Bedürfnis nach sozialer Anerkennung und Wertschätzung eine motivierende Rolle spielen. Die motivierende Funktion von Gefühlen kann sich also auch auf interpersoneller Ebene im Sinne einer Kontaktsuche oder einer Kontaktvermeidung zeigen. Insofern können Gefühle auch eine beziehungsregulierende Funktion haben. Gefühle haben auch eine bedeutungsverleihende Funktion, indem sie durch Art und Intensität des Gefühls uns darauf hinweisen, was uns wichtig ist, was uns etwas bedeutet. Gefühle können über diesen Weg auch unsere Entscheidungen und unsere Handlungsziele beeinflussen.

Die Bedeutung-verleihende Funktion der Gefühle spielt auch im Falle einer Diskrepanz zwischen dem Selbstkonzept und der organismischen Erfahrung und insofern bei der Entstehung von Inkongruenz eine Rolle. Wenn diese Diskrepanz (nichtbewusst) als nur gering erlebt wird, da das Selbstkonzept sowohl belastbar wie auch wenig starr ist, wird ein bisher nicht wahrgenommenes Bedürfnis kaum stärkere Angst auslösen und so nicht abgewehrt, sondern in das Selbstkonzept integriert werden. Eine solche Lösung würde auf eine intakte Regulationsfunktion von Emotionen hindeuten, die auf ein relativ „stabiles" Selbst schließen lässt. Wenn dieses Selbst etwas weniger flexibel und „belastbar" ist, vielleicht weil die Person früher negativen Bewertungsbedingungen ausgesetzt war und deshalb das „Introjekt" (s. u.) eines starken „inneren Kritikers" ausgebildet hat (Rogers, 1959/2020, S. S.42f.), wird das die Bedeutung, die organismischen Gefühlen oder Bedürfnissen zugemessen wird, sehr verändern. Bestimmten Bedürfnissen wird eine viel größere Gefährlichkeit zugesprochen werden und somit heftige Angst auslösend wirken, sodass eine Toleranz gegenüber solchen Bedürfnissen nun vermindert ist. Es kommt deshalb zu einer Abwehr der Wahrnehmung dieser Bedürfnisse und damit zu einer Inkongruenz (Rogers, 1959/2020, S. 62). Gelingt aufgrund einer „Schwäche" des Selbst diese Abwehr nicht vollständig und werden also deshalb verpönte Bedürfnisse „unterschwellig" partiell wahrgenommen, so können z. B. chronische Angstgefühle entstehen, es kann also eine chronische Dysfunktion der Angstregulation die Folge sein. Wir sprechen dann meist von einem „labilen Selbstkonzept" (Biermann-Ratjen, 2006) oder einem „fragilen Selbst" (Finke, 2019). Bei Klienten, denen wir oft auch eine Persönlichkeitsstörung zuschreiben, wird deshalb die Rolle der Inkongruenz beim Ausbruch einer akuten symptomatischen Störung als eher untergeordnet eingeschätzt (Speierer, 1994). Denn bei diesen Klienten wurden durch schon frühe negative Einflüsse in Form von Vernachlässigungs- und Gewalterfahrungen basale Funktionen des Umgangs mit negativen Emotionen und des Bedürfnisaufschubs nicht erworben und damit Möglichkeiten der Selbststabilisierung nicht ausgebildet, sodass man zumindest partiell von einem Fähigkeitsdefizit und nicht ausschließlich von einer Inkongruenz als das akute Krankheitsbild bedingend ausgehen muss. In der PZT ist hier ebenso von einem labilen oder fragilen Selbst die Rede, in der schemaorientierten Emotionsbezogenen Psychotherapie von „instabilen Klienten" (Lammers, 2011) und in der Tiefenpsychologie von „struktureller Ich-Störung" oder „Ich-Schwäche" oder einfach nur von strukturbedingten Störungen (Rudolf, 2011).

Ein zentrales Symptom bei Klienten mit einer solchen Störung (ganz besonders einer Borderline-Persönlichkeitsstörung) ist eine oft erhebliche Dysfunktion der Emotionsregulierung. Die Emotionen sind entweder unterreguliert bzw. untersteuert, d. h. das Erleben von Gefühlen ist heftig und überschießend, etwa bei Gefühlen von Wut (Eckert et al., 2000; Finke, 2019). Bei negativen Gefühlen wie Angst spricht man dann auch von mangelnder Emotionstoleranz bzw. mangelnder Angsttoleranz, da die Klienten auch sehr unter diesen Zuständen leiden und das meist auch entsprechend kundtuen. Dabei besteht in manchen Fällen auch insofern eine emotionale Labilität, als die Gefühle stark wechseln können, der Klient, der eben noch von ausgelassener Fröhlichkeit schien, „kippt“ ohne sichtbaren Anlass in eine Stimmung von Traurigkeit und Bedrücktheit. Allerdings können die Gefühle aber auch überreguliert sein und zwar u. U. so stark, dass die Klienten selbst meinen, eigentlich gar keine Gefühle zu haben. Sie wollen manchmal auch gar keine haben, weil sie mit Gefühlen die Vorstellung von Schwäche, Unbeherrschtheit und Kontrollverlust verbinden. Letzteres ist bei vielen Klienten mit psychosomatischen Störungen oder bei solchen mit zwanghafter Persönlichkeitsstruktur zu beobachten. In diesen Fällen spricht man zwar auch von einer emotionalen Regulationsstörung, nicht aber wird hier ein fragiles Selbst angenommen. Weitere Merkmale eines „fragilen Selbst“ können sein:

- Eingeschränkte Fähigkeit zur Selbst- und Fremdwahrnehmung: Eigene Gefühle können kaum bzw. nur unscharf benannt werden, Selbstbild und Selbstideal können ebenso wie das Bild, das sie von anderen haben, nur vage beschrieben werden.
- Eingeschränktes Identitätserleben: Kaum intensive Interessen und klare Lebensziele, Zustände von Antriebslosigkeit und innerer Leere, Leiden unter Alleinsein, da geringe „Objektkonstanz“ (s. u.).
- Eingeschränkte Fähigkeit zu Bindung und kommunikativer Abstimmung: Geringe Empathiefähigkeit, Beziehungen zu nahen Kontaktpersonen gestalten sich deshalb schwierig, wenig zuverlässiges Einhalten von vereinbarten Regeln, starke emotionale Ambivalenz zu den Bezugspersonen.

1.5 Konzept von Inkongruenz und Abwehr

1.5.1 Therapietheoretische und –praktische Konsequenzen des Inkongruenz-Abwehr-Modells

Eng mit dem Inkongruenzmodell von Rogers verbunden ist die Konzeption von Abwehr als einem außerhalb des Gewahrseins operierender Schutz gegen aktuell störende oder belastende Emotionen, Kognitionen und Motivationen. Damit wiederum verbunden ist die Vorstellung, dass die Person sich im Zustand der Abwehr über sich selbst täuscht, da die abgewehrten Aspekte ihres Erlebens ihr eben verborgen sind. Dies hat Bedeutung für die Aufgabe der Therapeutin beim *Einfühlenden Verstehen*, der damit nahegelegt wird, „gelegentlich einen Schritt voran" zu gehen, wenn [sie] den Weg deutlicher sieht, auf dem wir uns befinden" (Rogers, 1986/1991, S. 254; Ergänzung des Autors). Denn wenn die Therapeutin das Momentum der Abwehr berücksichtigt, kann sie manchmal etwas sehen oder erahnen, was der Klient aufgrund seiner (außerhalb seines Gewahrseins operierenden) Abwehr nicht sieht. Das bedeutet nicht, dass das therapeutische Verstehen gewissermaßen ständig im Rücken des Klienten operieren soll, weil die Therapeutin ständig den Klienten besser verstehen will, als dieser sich selbst versteht. „Gelegentlich" aber, solches impliziert das o. g. Zitat, soll sie das doch tun. Die Therapeutin muss dabei oszillieren zwischen einer Perspektive der ersten und einer solchen der dritten Person. Aus der Perspektive der ersten Person versucht sie, sich mit dem Klienten identifizierend, „den Klienten so zu sehen, wie er sich selbst sieht" (Rogers, 1951/1973a, S. 42). Aus der Perspektive der dritten Person ist sie bemüht, in der Rolle einer außenstehenden Beobachterin die Wirkung der Abwehr zu berücksichtigen und zu verstehen. Und gerade deswegen kann sie dem Klienten auf dem Weg des Verstehens „vorangehen". In nicht seltenen Therapiesituationen ist es z. B. so, dass wir ein uns zunächst befremdliches, vielleicht auch ärgerliches Verhalten eines Klienten erst nach einem umfassenden, viele Kontexte berücksichtigenden Sinn-Erfassen und entsprechendem „Bewerten" auch viel besser verstehen und deshalb auch akzeptieren können. Dies gilt besonders, wenn wir um die Geschichte der oft bedrückenden Verhältnisse wissen, unter denen ein z. B. „fragiles" Selbstkonzept entstanden ist, und deshalb solche, die psychische Entwicklung beeinträchtigenden Ereignisse auch besser empathisch nachvollziehen können. So ist für ein solch vertiefendes empathisches Verstehen die von Rogers entworfene Störungstheorie und hier besonders das Inkongruenz-Abwehr-Modell unverzichtbar (Bensel, 2016). Demnach würde also das „konzeptuelle Selbst" (Kuhl,

2007) unter der Voraussetzung seiner Verfestigung bzw. Starrheit Aspekte des „organismischen Selbst" nicht als zu ihm gehörig anerkennen. Denn aufgrund früher elterlicher „Bewertungsbedingungen" (Rogers, 1951/1973a, S. 36) hat sich ein „innerer Kritiker" ausgebildet (Gendlin, 1996), der eine Erweiterung des konzeptuellen Selbst abwehrt und so dafür sorgt, dass manche Bedürfnisse, Gefühle oder Strebungen von der Gewahrwerdung ausgeschlossen werden, indem sie, wie Rogers (1959/2020, S. 36f.) sagte, gar nicht oder nur verzerrt symbolisiert werden. Durch diese Wahrnehmungsabwehr bleibt es zwar der Person erspart, sich aktuell mit einer u.U. schmerzhaften Änderung ihres Selbstkonzeptes beschäftigen zu müssen. Sie erkauft sich allerdings diese momentane Entlastung durch eine Inkongruenz von konzeptuellem und organismischem Selbst. Diese Inkongruenz wird die Person zwar aktuell nicht spüren (da sie unbewusst ist), sie lebt aber von nun an in einem Zustand partieller Selbsttäuschung. Und dadurch wird sie störanfällig, da das konzeptuelle Selbst in bestimmtem Situationen durch ein „unterschwelliges" Ahnen um organismische Gefühle und Bedürfnisse beunruhigt und labilisiert wird (Rogers, 1959/2020, S. 36). Das Wahrnehmen dieser Beunruhigung ist es auch, die die Therapeutin zum Verstehen der Inkongruenz führen kann. Das Erfassen der Inkongruenz und der damit verbundenen Abwehr ermöglichen ein differenzierendes Verstehen der Gefühle und ihre gegenseitige Transformation (s.u.). Dieses Sinn-erschließende, wir können auch sagen interpretierende Erfassen ist ein Ergebnis der gemeinsamen Arbeit von Therapeutin und Klient

Den Grund für die Anfälligkeit der Person zur Entwicklung einer „neurotischen" Störung ist in einer mangelnden Flexibilität bzw. in einer „Starrheit" des Selbstkonzeptes zu sehen. Diese kann dadurch bedingt sein, dass ein strenger „innerer Kritiker" jede Abweichung von bisherigen Idealen und Normen verhindert und somit eine Änderung, eine Erweiterung des Selbstkonzeptes unmöglich macht. Diese Unflexibilität bedeutet in der Regel die Ausbildung einer Inkongruenz, und diese hat einen Einfluss auf die bedeutungsverleihende Funktion der Gefühle (s.o.), insofern die Differenziertheit dieser Verleihung von Bedeutung abnimmt. Personen, bei denen besonders zentrale Bereiche ihres organismischen Selbst gar nicht oder sehr verzerrt symbolisiert sind, und bei denen es deshalb zu der o.g. Starrheit gekommen ist, haben oft schon in Kindertagen durch einen Mangel an Toleranz und Empathie ihrer Eltern nicht gelernt, mit Ambivalenzen (z.B. zwischen Selbstständigkeit und Abhängigkeit, zwischen „brav sein" und „böse sein") gelassen und konstruktiv umzugehen. So hat sich bei ihnen ein starker Mangel an Toleranz gegenüber der Anerkennung von Selbstwidersprüchen und den damit verbundenen Spannungen ausgebildet. Dies führt dann leicht zu der Etablierung einer Inkongruenz, durch die eben zentrale Aspekte ihres eigenen Erlebens u.U. dauerhaft ausgeblendet werden.

Hiermit sind zwei Aspekte angesprochen, die Ebene des Nichtbewussten bzw. das, was Rogers (1980/1981) auch die „nichtbewusste organismische Existenz“ nennt, und die Ebene der (nichtbewussten) Abwehrvorgänge. Der von Rogers an den Therapeuten gestellte Anspruch, diese Ebenen verstehend erschließen zu können, kommt auch in der Forderung zum Ausdruck, „dass er [der Therapeut] nicht nur die Bedeutungen, deren sich der Klient bewusst ist, sondern auch jene, die gerade unterhalb der Schwelle des Bewusstseins liegen, klären kann“ (Rogers, 1980/1981, S. 240; Ergänzung des Autors). Hinsichtlich der diesen Anspruch begründenden Fähigkeit bezieht sich Rogers in diesem Zusammenhang auf die Intuition (Rogers, 1980/1981, S. 254). Aber eine solche Intuition entsteht nicht völlig voraussetzungslos. Vielmehr setzt sie, wie jede Intuition, ein zumindest implizites Vorverständnis bzw. ein Vorwissen voraus, das uns oft so selbstverständlich ist, dass wir uns darüber nicht eigens Rechenschaft geben. Natürlich ist für die PZT dieses Vorverständnis vor allem in der Störungstheorie von Rogers (1959/2020) zu sehen.

Zum Schluss dieses Unterkapitels noch eine Bemerkung zum Menschenbild, das sich aus diesen Erörterungen ergibt: Rogers hat mit dem Inkongruenzmodell Anschluss gefunden an den seit der Antike geführten philosophisch-anthropologischen Diskurs, der den Menschen gestellt sieht in den immer wieder neu zu verhandelnden und zu versöhnenden Widerspruch zwischen Geist und Materie, zwischen Vernunft und Natur, zwischen Bewusstsein und Trieb oder zwischen Selbst und organismischem Erleben. Die Entwicklung der Persönlichkeit ist, anders als z. B. die naturwüchsige Entfaltung eines Samenkorns zu einem Baum, ein sich zwischen Widersprüchen bewegendes, um Identität und Selbstsein ringendes und manchmal dramatisches, krisenhaft verlaufendes Geschehen. Da letzteres deshalb nicht als ein naturhaftes Wachstum zu verstehen ist, wird mit dem Inkongruenzmodell auch kein naturalistisches bzw. biologistisches Menschenbild angezeigt, sondern eben ein humanistisches (Galliker, 2021).

1.5.2 Abwehrkonzept und Abwehrmuster

Auch Gefühle können abgewehrt, d. h. hier einerseits als von der bewussten und „exakten“ Wahrnehmung ausgeschlossen angesehen werden, um ihnen andererseits eine zentrale Funktion bei der Wandlung der Gefühle zuzuschreiben. Das impliziert die Annahme, dass ein Gefühl durch ein anderes abgewehrt werden kann. Das Erleben von Scham kann z. B. durch Aggression bzw. Wut abgewehrt werden, Wut wiederum durch Angst. Diese Annahme ergibt sich als mögliche Schlussfolgerung nicht nur aus dem Inkongruenzmodell. Von Seiten der Emotionsfokussierten Therapie (EFT) hat deren Begründer Greenberg

(2011) zwar an dem nach ihm zu statischen Inkongruenzmodell Kritik geübt, und auch Gendlins Vorstellung eines blockierten, noch nicht vervollständigten und insofern noch nicht symbolisierungsfähigen Gefühls lehnt er zugunsten seines „dialektisch-konstruktivistischen" Modells ab, um aber im Ergebnis letztlich auch zu der Erkenntnis zu kommen, wonach ein Gefühl durch ein anderes abgewehrt werden kann: „Viele sekundäre Emotionen verschleiern schmerzhafte primäre Emotionen oder wehren sie ab" (Greenberg, 2011, S. 48). Greenberg wie aber auch die Vertreter der verhaltenstherapeutisch orientierten Schematherapie (Young et al., 2005; Roediger, 2009; Lammers, 2011) sehen den funktionalen Sinn von Abwehr oder, wie es hier meist heißt, von Bewältigung bzw. von Vermeidung darin, Emotionen so zu transformieren und zu regulieren, dass die betreffende Person von belastenden Emotionen zumindest aktuell geschützt wird. Dabei läuft diese Art der abwehr- oder vermeidungsbedingten Emotionsregulation weitgehend unbewusst und schematisch ab. Natürlich können Emotionen auch bewusst und absichtsvoll im Sinne ihrer Bewältigung reguliert werden, wie das keinesfalls nur in der Verhaltenstherapie, hier z. B. durch systematisches Vergegenwärtigen der schmerzhaften Emotion und ihre Neubewertung, praktiziert wird (Hofmann, 2018). Weniger direkt und eher implizit erfolgt genau dies auch durch das Ansprechen von Gefühlen im personzentrierten Rahmen des *einfühlenden Verstehens*. In der Psychoanalyse spielt natürlich das Konflikt-Abwehr-Konzept im Zusammenhang mit der Konzeption eines innerpsychischen unbewussten Konfliktes zwischen dem „Ich" und unbewussten Triebregungen von jeher eine Rolle, ebenso die Vorstellung der Abwehr eines Gefühls durch ein jeweils anderes (Rudolf, 1995). In neueren psychoanalytischen Entwicklungen, so etwa der „relationalen Psychoanalyse" (Mitchell, 2005) und der „intersubjektiven Selbstpsychologie" (Stolorow, 1997), tritt zwar das Konflikt-Abwehr-Modell an konzeptioneller Bedeutung zurück. Auch therapeutisch wird hier stärker ein dialogisches Moment etwa im Sinne eines Teilens und Abgleichens emotionaler Zustände zwischen Therapeut und Klient betont, wobei sich die Vertreter dieser Ansätze weniger auf Freud als auf stärker dialogisch orientierte Analytiker wie Ferenczi (1924), Balint (1966) und Winnicott (1969) beziehen (Mertens, 2011). Jedoch bleibt psychoanalytisch und tiefenpsychologisch das Konflikt-Abwehr-Modell in vielerlei Hinsicht aktuell, so u. a. in Hinblick auf die Psychotherapie-Richtlinien, die Voraussetzung sind für den Zugang zur kassenfinanzierten Psychotherapie (Faber & Haarstrick, 1999).

Auch Rogers konzipiert den Vorgang der Regulation von Gefühlen unter dem Begriff „Abwehr" („defense", Rogers, 2020, S. 36f., Rogers, 1959, S. 204) und er unterscheidet hier zunächst zwei Abwehrformen, die völlig ausbleibende „*Symbolisierung*" des Erlebens, was einen Ausschluss aus jeder bewussten Wahrnehmung bedeutet, sowie die *verzerrte Symbolisierung* („distortion"), d. h. ein nur in entstellter Form wahrgenommenes Erleben. Rogers (2020, S. 37; Rogers, 1959, S. 205) unterschied darüber hinaus noch andere Abwehrformen, die gewissermaßen Unterbegriffe der beiden genannten Formen darstellen. So müsste man wohl die *Verleugnung* der ausbleibenden Symbolisierung zuordnen und alle anderen der Symbolisierungsverzerrung. Insgesamt nennt Rogers direkt oder indirekt (s. u.) folgende spezifische Abwehrformen:

- *Verleugnung* (Rogers, 2020, S. 62; „denial to awareness of experience", Rogers, 1959, S. 227): Hier meint Rogers das Ausbleiben der Symbolisierung, also der bewussten Wahrnehmung des eigenen Erlebens, um das Selbstkonzept vor der Erschütterung durch unvereinbare Aspekte dieses Erlebens zu bewahren. In der Psychoanalyse hat „Verleugnung" eine noch spezifischere Bedeutung im Sinne einer besonders groben Ausblendung der Realität, wie sie z.B. bei Psychosen zu beobachten ist (Mentzos, 1991, S. 62) und sie spricht deshalb hier von einem „unreifen", d.h. eine stärkere Beeinträchtigung der Selbststruktur (im Sinne eines fragilen Selbst) vorauszusetzenden „Abwehrmechanismus". Rogers meinte hier aber vermutlich das, was in der Analyse bzw. Tiefenpsychologie „Verdrängung" genannt wird, also ein Ausblenden der Wahrnehmung von Gefühlen, Bedürfnissen und Impulsen, die für das „Ich" bzw. das Selbstbild gegenwärtig störend wären. Die Unterscheidung von *Verdrängung* und *Verleugnung* macht Rogers also nicht.
- *Verleugnung von Fremdwahrnehmung:* Verleugnet werden hier nicht eigene Gefühle oder Bedürfnisse, sondern bestimmte „Seiten" bzw. „Anteile" (Keil & Stumm, 2018) der jeweiligen Bezugsperson. Das hat seinen Grund in der mangelnden Ambivalenztoleranz dieser Klienten, die es (aufgrund eines fragilen Selbst) nicht ermöglicht, die Kontaktperson sowohl in ihren liebenswerten wie in ihren kritischen und gar entwertenden Anteilen zu akzeptieren. Deswegen wird entweder der als „gut" oder der als „böse" erlebte Anteil der Kontaktperson verleugnet und diese erscheint so je nach Interaktionssituation entweder als die „gute" oder eben als die nur „böse". Die Abwehr wirkt hier also im Sinne einer Komplexitätsreduktion im Erleben des Klienten. Die Analytiker sprechen hier von *Spaltung,* d.h. als „gut" oder der als „böse" erlebte Persönlichkeitsanteil der Kontaktperson wird in der Wahrnehmung des Klienten „abgespalten" (Mentzos, 1991).
- *Rationalisierung* (Rogers, 2020, S. 63; „rationalization", Rogers, 1959, S. 228): Diese Abwehrform ist nach Rogers gegeben beim Gebrauch von Scheinbegründungen eines für die betreffende Person unakzeptablen bzw. peinlichen Verhaltens. Es besteht dabei die Neigung, sich in scheinbar rationalen Argumentationen zu ergehen. Diese Bedeutung wird unter dem gleichen Namen auch in der Psychoanalyse beschrieben.

- *Intensionalität* (Rogers, 2020, S. 37; „intensionality“, Rogers, 1959, S. 205): Abgewehrt wird hier die Ebene des Emotionalen zugunsten des Kognitiv-Theoretischen. Stark emotional bestimmte Schwierigkeiten werden auf einer rein rationalen, alle emotionalen Konnotationen strikt vermeidenden Ebene abgehandelt. Die Person flüchtet in theoretische Konstruktionen als Bewältigungsstrategie von peinlichen oder sie überwältigenden Gefühlen. Das Konzept dieser Abwehrform steht dem *„Intellektualisieren“* sowie der „Affekt*isolierung*“ der Tiefenpsychologie bzw. Psychoanalyse nahe. Mit letzterer ist gemeint, dass von einer bestimmten Vorstellung alles Emotionale abgespalten wird, sodass im Falle einer auf Dauer gestellten Form dieser Abwehr die Person vermeint, gar keine Gefühle zu haben, wie man das oft bei zwanghaften Persönlichkeiten oder solchen mit einer psychosomatischen Störung findet. Bei letzteren Personen ist dann oft vom Vorliegen einer Alexithymie (= Unfähigkeit, Gefühle wahrzunehmen oder zu verbalisieren) die Rede.
- *Projektion* (Rogers, 2020, S. 63; „projection“, Rogers, 1959, S. 228): Gemeint ist, wie auch in der Psychoanalyse, die Zuschreibung von Gefühlen oder Motiven, die mit dem eigenen Selbstkonzept nicht vereinbar sind, auf andere Personen. Eigene Aggressionen werden dabei als rein reaktiv erlebt, also als die bloße Reaktion auf eine Aggression, die vermeintlich primär vom Anderen ausgeht. Das bekannte Phänomen der Schuldumkehr beruht auf einer solchen Projektion, soweit nicht eine ganz bewusst eingesetzte Manipulationsrhetorik vorliegt.
- Kompensatorische *Fantasie* (Rogers, 2020, S. 63; „fantasy“, Rogers, 1959, S. 228): Rogers nennt hier und im Folgenden Phänomene, die man eher als Ergebnis der Abwehr verstehen könnte. Er nennt beispielhaft kompensatorische *Fantasien*, in denen sich die Betreffende z. B. als begehrenswerte Prinzessin imaginiert, um negative Selbstwertgefühle abzuwehren. In dieser Fantasie *identifiziert* sich eben die Klientin mit einer bewunderten, wirkmächtigen Gestalt. Die *Identifizierung* wird auch in der Psychoanalyse/Tiefenpsychologie als eine Abwehrform beschrieben. Rogers (2020, S. 42f.) würde hier wohl von *Introjizierung* sprechen, ein Begriff, den die Psychoanalytiker in Abgrenzung von der *Identifizierung* nur besonders „unreifen“, sehr fundamentalen Formen von Verinnerlichung vorbehalten. Wir wollen auch im o. g. Zusammenhang von *Introjizieren* im Sinne von Rogers sprechen.
- *Phobien* (Rogers, 2020, S. 63; „phobias“, Rogers, 1959, S. 228): Auch hier scheint es sinnvoll, die von Rogers im Rahmen der Abwehrformen genannte Phobie als das Ergebnis von nichtbewusster Abwehr zu verstehen, bei der eine thematische *Verschiebung* z. B. des Angstthemas von dem einen (z. B. Trennungsängste in einer Beziehungskrise) auf einen anderen Gegenstand

(z.B. Plätze mit Menschenansammlungen, wie bei der Agoraphobie) stattgefunden hat. Dementsprechend wird diese Abwehrform in der Tiefenpsychologie *„Verschiebung“* genannt. Der Sinn dieser *Verschiebung* oder auch *Verlagerung* (Mentzos, 1991, S. 65) besteht darin, dass die so verschobene Angst auf ein anderes Thema bzw. Gegenstand weniger im Widerspruch zum Selbstkonzept steht. Das Selbstkonzept erscheint so von dieser „verschobenen“ Angst weniger tangiert und sie wird deshalb als Ich-ferner und weniger beschämend erlebt. Hier soll für den von Rogers gemeinten Sachverhalt der Begriff *Verschiebung* übernommen werden.

- *Zwänge* (Rogers, 2020, S. 63; „compulsions“, Rogers, 1959, S. 228). Auch die von Rogers im Rahmen des Abwehrthemas genannten Zwänge sind eher als Ergebnis bzw. Folge von Abwehr zu verstehen. Abgewehrt werden hier typischerweise spontane Impulse und Bedürfnisse, pointiert formuliert z.B. das Bedürfnis nach leidenschaftlicher Selbstentgrenzung und orgiastischer Selbstverausgabung im Rausch und Chaos. „Abwehrmittel“ sind extreme Ordnungsliebe und rigide Selbstkontrolle bzw. jede Spontaneität abweisende „Selbstbeherrschung“. Die Analytiker sprechen hier von einer *Verkehrung ins Gegenteil,* eine Abwehrform, die auch bei Gendlin (1987, S. 84f.) eine Rolle spielt, wenn er etwa sagt, dass der Therapeut immer prüfen solle, ob der Inhalt eines Traumes nicht vielleicht das Gegenteil der vordergründigen Traumaussage bedeute. Verfestigt sich dieser Modus der Abwehr zu einer Grundhaltung, wie eben häufig z.B. bei stark zwanghaften Personen, sprechen die Analytiker von einer *„Reaktionsbildung“.* Bei zwanghaften Klienten ist darüber hinaus oft außerdem die Neigung zum o.g. *„Rationalisieren“* und zu magischen Ritualen zu beobachten.
- *Wendung gegen das (eigene) Selbst:* Dieser von der Analyse bzw. Tiefenpsychologie so benannte Abwehrmodus findet sich weder in indirekter noch in anders benannter Form bei Rogers. Da dieser Abwehrmodus einen Weg besonders zum Verstehen bestimmter Aspekte depressiver Störungen eröffnet, soll er trotzdem hier genannt werden. Personen, die dazu neigen, in entsprechenden Belastungssituationen das Symptom einer Depression auszubilden, haben oft ein sehr hohes Selbstideal bei eher negativem Selbstbild und damit verbunden einen strengen „inneren Kritiker“, was bewirkt, dass sie auf eigene aggressive Gefühle wie Ärger und Wut mit Schuldgefühlen reagieren. Sie wehren ihre Aggression ab, indem sie diese in Form von Selbstbezichtigungen und Selbstvorwürfen gegen sich selbst kehren. Solche Selbstverurteilungen und das bedrückende Gefühl, „alles falsch gemacht zu haben“, bestimmen tatsächlich nicht selten das Erleben von depressiven Klienten. Man könnte hier von einer inversen *Projektion* sprechen: Das den eigenen Ärger auslösende schuldhafte Verhalten des Anderen wird

nun bei sich selbst gesucht. Das Phänomen der Schuldumkehr, wie etwa im Rahmen der *Projektion,* erfolgt also hier in einem Gegensinn, nämlich vom eigentlich gemeinten Anderen nun auf das eigene Selbst gerichtet. Da man in jeder Abwehr auch ein positiv funktionales Element sucht, könnte man sagen, dass dieses hier darin besteht, der befürchteten Verurteilung vonseiten Anderer durch die Selbstverurteilung zuvorzukommen, denn letztere wird bei Personen mit einem so strengen inneren Kritiker gegenüber der ersteren als erträglicher erlebt.

- *Introjektion:* Rogers (2020, S. 42f.; „introjected", Rogers, 1959, S. 210; „introjected conditions", Rogers, 1959, S. 225) hat unter diesem Stichwort die Verinnerlichung von elterlichen Bewertungen seitens des Kindes beschrieben, als deren Folge das Erleben des Kindes nicht exakt, sondern verzerrt gemäß dem elterlichen Wertmaßstab symbolisiert wird. Dies ist insofern auch als ein Abwehrgeschehen zu verstehen, als das Kind Trotz und Zorn infolge einer Frustration durch die Eltern eben nicht unverstellt erlebt. Vielmehr wird Trotzerleben abgewehrt dadurch, dass sich das Kind der Sichtweise bzw. den Bewertungen der Eltern unterwirft. So hofft das Kind (nichtbewusst), sich die positive Beachtung und Wertschätzung der Eltern erhalten zu können. Dieses Abwehrmuster steht inhaltlich der psychoanalytischen *Identifikation mit dem Aggressor* nah. Der Betroffene identifiziert sich mit dem „Aggressor" und sieht dessen Aggressionen, z. B. in Form von Kritik und Schuldzuweisungen, als (zumindest partiell) berechtigt, um z. B. nicht in eine Frontstellung zu seinen Eltern zu kommen. Abgewehrt wird also das Oppositionsgefühl, das mit Empörung und Wut, aber auch mit dem Erleben von Ohnmacht verbunden ist. Auch bei hier Betroffenen ist also bei interaktionalen Spannungen der Zeiger der Schuld gegen sich selbst gerichtet. Aber es wird dabei in besonderen Situationen eine Art „Spaltung" vorgenommen in ein Opfer- und in ein Täter-Selbst. Der Opfer-Selbstanteil erscheint dann als der zurecht Beschuldigte und Verurteilte, und zwar aus der Sicht des Täter-Selbstanteils, der sich mit dem realen Täter identifiziert, wodurch er auch an der Macht des Täters imaginativ teilhaben und das Gefühl des wehrlosen Ausgeliefertseins mindern kann. Besonders eindrücklich ist solche Identifikation mit dem Täter manchmal bei Opfern von Geiselnahme zu beobachten (s. das „Stockholm-Syndrom", benannt nach einem Banküberfall 1973 in Stockholm, bei dem die Geiseln mit den Tätern sympathisierten). – In der Psychoanalyse spielt ebenfalls der Begriff *Introjektion* als Abwehrmechanismus eine Rolle. Damit ist hier eine sehr weitgehende, die eigene Identität infrage stellende Verinnerlichung einer Bezugsperson gemeint. Sie setzt in der Regel ein sehr fragiles Selbst voraus.

- *Somatisierung:* Diese Abwehrform findet sich nicht nur bei Rogers nicht, sondern sie wird auch bei Aufstellungen der Abwehrmuster in tiefenpsychologischen Texten öfter nicht eigens erwähnt. Da aber mit diesem Terminus die Abwehr und *Verschiebung* von belastenden psychischen Zuständen auf die körperliche Ebene, also die Verschiebung von „Seelenschmerz" in Körperschmerz, gemeint ist, ist die *Somatisierung* eben auch als ein Abwehrmuster zu verstehen.

Von Rogers nicht beschrieben wurden interpersonelle Abwehrmuster. Interpersonelle Abwehr ereignet sich zwischen zwei Personen, wobei deren Interaktion jedem der beiden die Abwehr belastender Gefühle ermöglicht. Hier sind die *projektive Identifizierung* und die *Kollusion* zu nennen. Für die PZT ist besonders die letztere von Bedeutung, weil hier dem Therapeuten ein sehr empathisches Eingehen auf und ein Sich-Einfühlen in den Klienten anempfohlen wird. Dieses also von Identifizierungen getragene Zusammenspiel (= Kollusion) könnte dazu führen, dass sich der Therapeut unbemerkt z. B. mit dem Eltern-Protest des Klienten verbündet und so, in dem Erleben, eine besonders gute Beziehung zum Klienten zu haben, eine auch selbstkritische Reflexion des Beziehungskonfliktes des Klienten verhindert. Beide, Therapeut und Klient, wehren bei diesem „harmonischen" Zusammenspiel etwas ab, der Klient seine eigenen Anteile an diesem Eltern-Konflikt, der Therapeut u. U. die Auseinandersetzung mit seinen eigenen Eltern (Willi, 1985).

Das von Rogers in seiner Störungstheorie so eindringlich beschriebene Konzept der Abwehr sollten wir im Sinne eines vertiefenden Verstehens unserer Klienten auch in therapiepraktischen Überlegungen berücksichtigen (Galliker, 2021). Das bedeutet aber auch, nicht nur die negative, sondern auch die zumindest kurzfristig positive Funktion, die die Abwehr für den Klienten haben kann, zu beachten und ihn nicht durch ein zu frühes Ansprechen von Abwehrvorgängen zu überfordern (Rogers, 1942/1992, S. 186). Wenn Abwehr und Inkongruenz bewusstwerden, nimmt die Inkongruenz die Form einer bewusst erlebten Ambivalenz bzw. im schlimmeren Fall einer „inneren Zerrissenheit" an. Der sich ein solch widersprüchliches Erleben Eingestehende ist aber authentisch und kongruent, insofern nunmehr keine Diskrepanz zwischen absichtsvoller und absichtsloser, unwillentlicher und nichtbewusster Selbstdarstellung vorliegt (Rogers, 1951/1973a, S. 183).

Da starke Ambivalenzen sehr quälend sein und das Selbstkonzept labilisieren können, ist eine Abwehr gegen das Bewusst- bzw. Gewahrwerden solcher Ambivalenz zunächst durchaus entlastend, denn sie hilft der Person bei dem konzentrierten Verfolgen von Zielen im Rahmen der „Daseinsbewältigung". Dieses letztgenannte Stichwort lässt die Frage aufkommen, warum wir statt von

„Abwehr" nicht von „Bewältigen" im Sinne von Lazarus (1966) sprechen, bzw. worin die Unterschiede zwischen beiden zu sehen sind. Ein Grund ist natürlich, dass wir uns an der Begrifflichkeit von Rogers orientieren wollen. Hinsichtlich der Frage des Unterschieds ist zu sagen, dass sich zwar beide Konzepte inhaltlich überschneiden, dass aber das Konzept der Bewältigung auch und besonders bewusste Prozesse der Problemlösung realer Situationen impliziert, während das Abwehrkonzept innere Widersprüche außerhalb des Gewahrseins voraussetzt (Steffens & Kächele, 1988).

1.6 Schema, Komplex, Repräsentanz und Inneres Arbeitsmodell

Thematisiert wird hier die nichtbewusste Steuerung auch komplexen Verhaltens. Anfang des vorigen Jahrhunderts spielte der Schemabegriff (z. B. bei Autoren wie J. v. Uexküll und K. Lorenz) bei der Erklärung des tierischen Wahrnehmens und Verhaltens als je spezifische Reiz-Reaktions-Verbindung eine Rolle. Heute wird von Seiten der verhaltenstherapeutisch orientierten Schematherapie der Schemabegriff analog definiert als stereotype „Form einer z. B. emotionalen Reaktion auf Stimuli, die auf eine emotionale Konditionierung durch lerngeschichtlich bedeutsame Situationen zurückzuführen ist" (Lammers, 2011). Da es bei der letztgenannten Definition um Human- und nicht um „Tierpsychologie" geht, wird in Bezug auf die Ausbildung der stereotypen, „automatischen" Reaktion natürlich gegenüber dem Anlagefaktor stärker das Moment des Erworbenen betont. In die PZT wurde ein Denken in schematheoretischen Konzepten von Sachse (1992) eingeführt. Allerdings verweist schon das von Rogers vertretene Abwehr-Konzept (s. o.) auf eine Schema-theoretische Implikation, insofern es mit der Vorstellung einer Aktivierung stereotyper und automatisierter Wahrnehmungs- und Erlebensmuster verbunden ist.

Eine schematypische Regulation von Emotionen durch „Abwehrvorgänge" verläuft nicht bewusst, ist also vom Betreffenden nicht absichtsvoll gesteuert. Diese unbewusste Steuerung läuft i. d. R. „schematisch", also in stereotyper Weise sich bei vergleichbaren Stimuli wiederholend und auch automatisch, d. h. nicht willentlich gesteuert, ab. Da z. B. die unbewusste Abwehr von Angst durch Aggressivität schematisch abläuft, spricht Greenberg (2011), der Begründer der Emotionsfokussierten Therapie (EFT) und Mitbegründer der Schematherapie, hier von einem emotionalen Schema: Gemeint sind z. B. Klienten, die aus scheinbar nichtigsten Anlässen aggressiv reagieren, eben weil sie Gefühle ängstlicher Verunsicherung in bestimmten Kommunikationssituationen durch

Aggression abwehren „müssen". Ein solches Schema ist, lerntheoretisch gesprochen, gewissermaßen eine Reiz-Reaktions-Verbindung. Es stellt eine quasi automatisiert und stereotyp ablaufende Verknüpfung von Emotionen, Kognitionen und Handlungs-initiierenden Motivationen zu einem charakteristischen Muster dar (Young et al., 2005; Roediger, 2009). Schemata sind also Reaktionsbereitschaften, die durch spezifische Signalreize zu stereotypen Reaktionsmustern aktiviert werden. Ein „Signalreiz" kann z.B. eine durch eine prekäre Beziehungssituation ausgelöste Emotion sein, die durch „eine schemabasierte emotionale Erinnerung geformt wird" (Greenberg, 2011, S. 63). Diese „schemabasierte emotionale Erinnerung", die sich in das Gedächtnis „eingebrannt" hat, kann z.B. eine beschämende, demütigende Szene aus der Kindheit betreffen (Greenberg & Paivio, 1997), wobei zu sagen ist, dass es sich in solchen Fällen meist nicht um eine einmalige, sondern sich häufig wiederholende Szenen gehandelt hat. Die maladaptive Funktion dieses Schemas besteht in der „Verewigung" des Traumas (Greenberg, 2011), also im o.g. Beispiel der traumatischen Wirkung der Beschämung. Die Entstehung schematischer Verknüpfungen von Emotionen, Kognitionen und Motivationen verweist also auf Erinnerungsspuren aus frühen Beziehungserfahrungen (Greenberg, 2011, S. 42f.). Die verschiedene Elemente eines Schemas koordinierende Tätigkeit verläuft zwar weitgehend außerhalb des Gewahrseins. Wenn jedoch ein Schema durch bestimmte Reize bzw. Signale, wie z.B. charakteristische Interaktionssituationen, aktiviert wird, können Teilaspekte eines Schemas, etwa in Form von plötzlichen Angst- oder Wutgefühlen, bewusstwerden.

Auch nach der Schematherapie verläuft die Abwehr bzw. *Bewältigung* oder *Vermeidung* eines Gefühls durch ein anderes nichtbewusst. Dies schon deshalb, weil diese Abwehr (bzw. Bewältigung oder Vermeidung) eben „schematisch", quasi reflexhaft, also ohne bewusste Steuerung verläuft. Wenn etwa ein Gefühl der Angst und Unsicherheit durch Aggression abgewehrt wird, so dient dies der Bewältigung der Angst in dem jeweiligen situativen Kontext. Das Angst- und Unsicherheitsgefühl wäre dann der Signalreiz, der schematisch die Aggressionsreaktion auslöst. Die Schematheoretiker sprechen deshalb hier auch von einem „Bewältigungsschema" (Lammers, 2011, S. 75), wobei nach ihrer Sprachregelung die Angst und Unsicherheit meist die primäre Emotion (= auf eine Bedrohung folgende Emotion) ist und die Aggression die sekundäre (= abwehrende Emotion). Diese Aggression kann, als bloßes Gefühl, z.B. von Ärger, sich zur Durchsetzung berechtigter Interessen als angemessen zeigen und insofern adaptiv sein. Sie kann aber natürlich bei unangemessen heftiger Äußerung auch maladaptiv sein, dann wäre der Ärger oder die Wut eine sekundäre maladaptive Emotion und im o.g. Fall läge ein maladaptives emotionales Schema vor. Die Angst als die hier primäre Emotion wäre maladaptiv, sofern angenommen werden kann, dass diese Angst zu einem konfliktscheuen, jede Selbstbehauptung vermeidenden Verhalten führt. Die Angst kann jedoch auch zu einer „Schema-basierten", lebensrettenden Flucht führen, und wäre dann als adaptiv zu bewerten. Die hier genannten Zuordnungen sind also jeweils kontextabhängig. Angesichts der sich hier natürlich ergebenden Frage nach der Analogie von „Abwehr" und „Bewältigung" bzw. „Vermeidung" ist zu sagen, dass auch von psychoanalytischer Seite keine strikten Unterschiede zwischen Abwehr und Bewältigung gesehen werden. Gegenüber der Abwehr, die sich immer auf einen unbewussten, innerpsychischen Konflikt beziehe, spiele für die Bewältigung auch die bewusste Auseinandersetzung mit der Umwelt eine Rolle (Steffens & Kächele, 1988).

Abgesehen davon, dass man viele der o.g. Abwehrmuster auch in der schematherapeutischen Begrifflichkeit beschreiben könnte, finden sich der Schemakonzeption analoge Konzeptbildungen unter verschiedenen Benennungen auch in anderen Therapieverfahren. In der Psychoanalyse sind diese Konzepte mit den Begriffen „Komplex" und „Repräsentanz" verbunden. Dies zeigt sich z.B. in der Rede vom „Ödipus-Komplex". Im oben skizzierten Fall würde man vielleicht vom „ Minderwertigkeitskomplex" sprechen. Ein Komplex bedeutet, wie im Namen anklingt, eine Umschließung bzw. Zusammenfassung oder Bündelung spezifischer Emotionen, Kognitionen (= Erinnerungen, Fantasien bzw. Vorstellungen) und Motivationen, deren Aktivierung bei entsprechenden Auslösesituationen zu stereotypen Erlebens-, Entscheidungs- und Verhaltensweisen führt. Ein Komplex wird in der Psychoanalyse als die „organisierte Gesamtheit von teilweise oder ganz unbewussten, stark affektbesetzten Vorstellungen und Erinnerungen" gesehen (Laplanche & Pontalis, 1975, S. 252). Zwar soll Freud dem Komplexkonzept ambivalent gegenübergewesen sein, weil er es für etwas zu vage und zu wenig die Besonderheit der Fälle berücksichtigend hielt. Eine unbestrittene Bedeutung hat dieses Konzept jedoch in der Psychoanalyse C.G. Jungs (1988, S. 103). Hier wird die Eigendynamik eines Komplexes jenseits willentlicher Steuerung dadurch betont, dass er wie ein abgespaltener Persönlichkeitsanteil konzipiert bzw. wie „abgesprengte Teilpsychen" verstanden wird, die viele Lebensentscheidungen der betreffenden Person bestimmen können, ohne dass diese sich dessen bewusst ist. Der schon sprichwörtlich gewordene „Minderwertigkeitskomplex" z.B. verweist auf ein durch frühe Entwertungserfahrungen verunsichertes Selbstwerterleben, sodass diese Personen dazu neigen, angesichts von Situationen, die tatsächliche oder nur vermeintliche Kompetenzforderungen implizieren, in stereotyper Weise in den Modus von Versagens- und Inkompetenzangst zu verfallen. In der Schematherapie ist in diesem Falle von einem „selbstabwertenden Schema" die Rede (Lammers, 2011, S. 173). Für den „Mutterkomplex" (Analoges gilt für den „Vaterkomplex") wiederum ist bezeichnend, dass die betreffende Person auf viele gegenwärtige Beziehungssituationen im Sinne des Erlebens und Interagierens in ihrer früheren Mutterbeziehung „schematisch“, also weitgehend unreflektiert und unbewusst, reagiert. Die gegenwärtigen Beziehungserwartungen sind dabei an den Mustern der positiven oder negativen Muttererfahrungen ausgerichtet. Das „Komplexe“ eines Komplexes ist darin zu sehen, dass er öfter mehrere Sub-Schemata enthält.

In der Psychoanalyse wird das Phänomen der Übertragung quasi schematheoretisch erörtert. Wenn etwa der Klient unterschiedlichste Verhaltensweisen seines Analytikers stets als Zurückweisung oder mangelndes Interesse an seiner Person erlebt, nimmt dieser den letzteren vermutlich in schemabedingt verzerrter und stereotyper Weise wahr. Denn „Schemata lassen sich vergleichen mit Bausteinen der psychoanalytischen Repräsentanzenwelt“ (Mertens, 1990, S. 184f.). Ein „Repräsentant“ im psychoanalytischen Sinne ist eine verinnerlichte Bezugsperson, die etwas „repräsentiert“, z. B. typische gestisch-mimische oder verbale sowie aktionale Reaktionsweisen und Einstellungen. Dies kann etwa der strenge, manchmal auch fluchend und prügelnd seine Forderungen durchsetzende Vater sein. Der Sohn könnte sich als Heranwachsender geschworen haben, dereinst mit seinen Kindern ganz anders umzugehen als sein Vater, und nun ertappt er sich erschreckt dabei, wie er gerade dazu ansetzen wollte, seinem Sohn Prügel anzudrohen, wenn der sich nicht mehr um seine schulischen Hausaufgaben kümmere. Dieser Vater hätte also beinahe rein „schematisch“ nach dem „Vorbild“ seines Vaters gehandelt und hatte dies durch die Form seines „wutentbrannten“ Tadelns auch schon ansatzweise getan. Der Betreffende stand also (zumindest ansatzweise) im Banne seiner Vaterrepräsentanz oder seines Vaterschemas bzw. eben auch seines Vaterkomplexes. Der Repräsentanzbegriff wird übrigens im gleichen Sinne auch in der verhaltenstherapeutisch orientierten Schematherapie gebraucht (Roediger, 2011). In Bezug auf die PZT schlug S. Keil (2021) vor, das Selbstkonzept als eine Bündelung selbstassoziierter Schemata zu verstehen.

In der Bindungstheorie wiederum wird ein das Bindungserleben und –verhalten bestimmendes affektiv-motivational-kognitives Schema als „inneres Arbeitsmodell“ bezeichnet (Strauß & Schwark, 2008, S. 12). Auch hier kann der betreffenden Person das „innere Arbeiten“ nach einem solchen Modell weitgehend unbewusst sein und stereotyp vollzogen werden. Interaktional-emotionale Schemata sind auch gemeint mit den „Repräsentanzen generalisierter Interaktionserfahrungen“ (RIG), die nach dem Säuglingsforscher Stern das Verhalten von Kleinkindern erklären sollen (Biermann-Ratjen, 2006; Behr et al., 2017). Verhaltensbestimmend sind demnach Verinnerlichungen nicht einfach nur des statischen Bildes der zentralen Bindungsfigur, sondern ganzer Interaktionsabfolgen mit dieser Person.

1.7 Abwehr und Bewältigung als Motor des emotionalen Prozesses

Es sollen nun die wesentlichen Aspekte der Abwehr- bzw. Bewältigungsoperationen in ihrer Parallelität, aber auch in ihren (besonders terminologischen) Unterschieden beschrieben werden. Zunächst soll die PZT und damit das Abwehrkonzept von Rogers (und damit auch der Tiefenpsychologie) zu Wort kommen, und sodann soll der Transformationsprozess der Gefühle aus der Perspektive der Schematherapie und der EFT skizzenhaft dargestellt werden.

Dazu der Anschaulichkeit wegen eine kurze Fallbeschreibung:

BEISPIEL

Eine 21-jährige Studentin hatte schon als Kind von ihren Eltern anlässlich verschiedenster alltäglicher Gegebenheiten viel beschämende Kritik erfahren. Sie hatte diese Kritik und die damit verbundenen Bewertungsbedingungen (Rogers, 1959/2020, S. 59f.) *introjiziert,* um so ein Mindestmaß an elterlicher Verbundenheit und positiver Beachtung aufrecht zu erhalten. Vor gut einem Jahr hatte sie in der Universität ihren nur wenig älteren Freund kennengelernt, der bald anfing, an ihrer Kleidung und ihrem Verhalten „herumzukritisieren". Sie reagierte darauf zunächst mit einer gewissen stoischen Ergebenheit, dies ansatzweise auch im Sinne einer *Identifikation mit dem Aggressor,* dann aber zunehmend mit Rückzug, aber auch Bedrücktheit. Nach mehreren Gesprächen über die Situation mit ihrer Freundin trennt sie sich abrupt von ihrem Freund, und sie ist danach überzeugt, dass es die richtige Entscheidung war. – Eine stichwortartige Skizze des angedeuteten Verlaufs ergibt hinsichtlich der zentralen Ereignisse und Emotionen folgende Aufstellung:

Elterliche Kritik ➠ **Trennungsangst** (1) —*Introjektion (2)*→ Übernahme elterlicher Zuschreibung ➠ **Minderwertigkeits-** und **Schuldgefühle** (3) ➠ aktuell: Entwertung durch Freund —*Identifikation mit dem Aggressor*→ **Bedrücktheit**, Unterwerfung (4) ➠ Gespräche mit Freundin ➠ Gewahrwerden der Unterwerfung —*Verkehrung ins Gegenteil (5)*→ **Zorn** und **Trennungsaggression** (6) ➠ Trennung

Hervorhebungen der Schrift in den Schaubildern:
ohne Hervorhebung: Einstellungen, Kognitionen und Handlungen
Fett: Gefühle
Kursiv: Abwehrmuster bzw. Bewältigung und Vermeidung

Erläuterungen: Die häufige beschämende elterliche Kritik führt zur Angst (1), die elterliche positive Beachtung zu verlieren. Deshalb werden die mit der Kritik verbundenen Bewertungsbedingungen von dem Kind und der Heranwachsenden *introjiziert* (2), d.h. hier, dass diese sich mit der negativen Bewertung identifiziert, also diese als berechtigt anerkennt. Die Funktion dieser Art der Abwehr der Angst besteht in der Hoffnung, sich einen Rest elterlicher Verbundenheit und Beachtung zu erhalten. Es resultieren aber ein negatives Selbstkonzept und latente Schuldgefühle gegenüber den Eltern (3), d.h. ein mangelndes Selbstvertrauen und Selbstunsicherheit sowie negative Beziehungserwartungen. Diese Gefühle und Einstellungen im Sinne einer Unterwerfungsbereitschaft könnten später bei dem Freund eventuell sadistische Gefühle provoziert haben, die sich dann in seinen Entwertungen der Freundin aktualisierten. Diese reagiert darauf mit einer Introjektion (im Sinne von Rogers) bzw. einer *Identifikation mit dem Aggressor,* was zu einer bedrückten Stimmung führt (4). Sie sucht schließlich Gespräche über diese Situation mit einer Freundin, woraufhin in ihr Gefühle von Empörung und Zorn (5) auf den Freund und eine Wehrbereitschaft ihm gegenüber geweckt werden. Die Gefühle von Resignation und Wehrlosigkeit werden also in ihr *Gegenteil verkehrt* in Form einer Trennungsaggression (6), die dann auch zur faktischen Trennung führt.

Wenn wir diesen Sachverhalt in der Begrifflichkeit der Schematherapie darzustellen versuchen, kommen wir zu folgender Aufstellung:

Elterliche Kritik ➡ **Trennungsangst** *(= primäre maladaptive Emotion)* *—Vermeiden bzw. Erdulden→* Übernahme der elterlichen Zuschreibung: **Minderwertigkeits-** und **Schuldgefühle** *(= maladaptive sekundäre Emotion)* ➡ *selbstabwertendes Schema des „schlechten Ichs“* ➡ **aktuell:** Entwertung durch Freund ➡ *Aktivierung des selbstabwertenden Schemas* *—Vermeiden von Selbstbehauptung→* **Bedrücktheit**, Unterwerfung *(= sekundäre maladaptive Emotion)* ➡ Ge-spräche mit Freundin ➡ Gewahrwerden des Vermeidens von „Gegenwehr“ *—Bewältigung→* **Zorn** und **Trennungsaggression** *(= adaptive tertiäre Emotion)* ➡ Trennung

Hervorhebungen der Schrift in den schematheoretischen Schaubildern:
ohne Hervorhebung: Einstellungen, Kognitionen und Handlungen
Fett: Gefühle
Kursiv: Abwehrmuster bzw. Bewältigung und Vermeidung
Serifenschrift: Stellenwert der Emotionen und Art der Schema-Aktivität

Erläuterung: Die elterliche Kritik und beschämende Entwertung führt zur Angst, die elterliche Zuwendung und Geborgenheit völlig zu verlieren (und damit auch zum *Vermeiden* von Protest und Trotz). Diese Angst ist (schematherapeutisch gesehen) die primäre maladaptive Emotion. Sie ist primär, weil sie die erste Reaktion nach dem entscheidenden Stimulus, die elterliche Kritik, ist und vor jeder Bewältigungs- bzw. Vermeidungsstrategie auftritt. Sie ist maladaptiv, weil sie zu einer negativen Selbstentwicklung führt. Das *Vermeiden* eines Aufbegehrens gegen die elterlichen Zuschreibungen, also deren Übernahme, bedingt Schuld-, Minderwertigkeits- und Resignationsgefühle, die sekundäre maladaptive Gefühle darstellen, da sie eine Reaktion auf die primäre Emotion sind und sich nach der Bewältigungsstrategie „Vermeiden" einstellen. Die Minderwertigkeits- und Schuldgefühle werden chronisch und nehmen die Form eines maladaptiven Vermeidungsschemas bzw. eines selbstabwertenden Schemas an (Lammers, 2011). Durch das entwertende Verhalten des Freundes wird dieses selbstabwertende Schema aktiviert, was im Sinne des *Vermeidens* bzw. *Erduldens* zu Resignations- und Ohnmachtsgefühlen (= maladaptive sekundäre Emotion) und Rückzug führt. Die Gespräche mit der Freundin bedingen ein Vergegenwärtigen der Situation und des bisherigen *Vermeidens* (von Selbstbehauptung). Das führt zu einer Evokation einer adaptiven Emotion (adaptives Bewältigungsschema) in Form von Zorn und einer Trennungsaggression (tertiäre adaptive Emotion), die dann in eine faktische Trennung umgesetzt wird. Ob eine solche Umsetzung als adaptiv zu beurteilen ist, wie in diesem Falle, hängt von den geschilderten Umständen ab.

In die Ausführlichkeit dieser Skizze zeigt sich die detaillierte Systematik der Problemanalyse, die für die Schematherapie bestimmend ist. Bei der personzentrierten (auch tiefenpsychologischen) Art der Definition dagegen schimmert infolge der Benennung des Abwehrmusters, d.h. des spezifischen „Mechanismus" der jeweiligen Abwehr, vielleicht etwas mehr vom „Flair" der Persönlichkeit der Klientin durch. So entsteht der Eindruck von mehr „Person-Nähe". Die Schematheorie kennzeichnet ausdrücklich die jeweilige Emotion als funktional bzw. adaptiv oder dysfunktional bzw. maladaptiv. Nach der über das Funktionale oder Dysfunktionale hinausgehenden Bedeutung eines Gefühls wird nur begrenzt gefragt. Dadurch tendiert dieser Funktionalismus zu einer stärker naturalistischen Betrachtungsweise (Anselm, 1985). Es wird aber, besonders durch die Skizzen, eine inhaltliche Korrespondenz zwischen beiden Ansätzen deutlich, jedenfalls hinsichtlich der Verlaufsgestalt problemrelevanter Emotionen und ihrer jeweiligen Transformationen. Bei beiden Ansätzen ist der „Umschlagspunkt“ heuristisch wie therapeutisch zentral, an dem eine Emotion durch eine andere *abgewehrt* bzw. eine Emotion mithilfe einer anderen *vermieden* oder *bewältigt* wird. Heuristich ist hier der Hinweis auf „schematisch“ ablaufende Transformationsprozesse bedeutsam, die von einer steten Dynamik zeugen und die die Funktion haben, angesichts auch schwieriger Situationen das „psychische Gleichgewicht“ zu gewährleisten. Dabei stehen oft zwei Emotion in einer Art Schlüsselposition komplementär zueinander, wie z.B. Angst und Zorn. Kann erstere zu resignativer Unterwerfung führen, so der Zorn zu Selbstbehauptung und Protest. Beide Gefühle haben einen starken, aber gegenläufigen Einfluss auf Motivation und Verhaltensanbahnungen. Therapeutisch stellt sich hier das Problem, dass die Klientin durch die (unbewusste) Transformation dieser „Schlüsselemotion“, z.B. von Angst zu resignativer Anpassung, oft Problemlösungsformen „gewählt“ hat, die vielleicht früher einmal funktional bzw. adaptiv waren, sich jetzt aber eher negativ auf die Persönlichkeitsentwicklung auswirken, also dysfunktional bzw. maladaptiv sind. Die Aufgabe des Therapeuten würde darin bestehen, diese Resignation zunächst einmal anzuerkennen und ihre Bewältigungsfunktionen deutlich werden zu lassen, bevor die durch *Vermeiden* von Protest und Trotz abgewehrte bzw. bewältigte Angst, Zuwendung und Anerkennung zu verlieren, angesprochen wird. Denn es ist immer die Schutzfunktion der Abwehr zu bedenken und die mögliche Beunruhigung des Klienten, wenn diese Funktion entfällt. Ist die Angst angesprochen, wäre das „Wovor“ der Angst zu erörtern und damit die Frage, auf welche Motive und Bedürfnisse die Angst verweist, hier eben auf das Bedürfnis nach positiver Beachtung, aber auch auf unterdrückten Protest und Ärger. Dieses Bedürfnis ist therapeutischerseits empathisch und vor allem bestätigend bzw. „validierend“ in verschiedenen Hinsichten zu „legalisieren“. Das Ergebnis ist dann oft, dass die Klientin sich zu diesem Bedürfnis bekennt, und dass sie so auch Gefühle wie Ärger und Empörung zulassen kann und sich ihr auch selbstbehauptende Wege zu einer Befriedigung dieses Bedürfnisses auftun.

2 Angst

Angst ist das Gefühl, das wohl in der Weise seines Erlebens am wenigsten einem kulturellen Wandel ausgesetzt war, dass also am eindeutigsten eine Art anthropologische Konstante darstellt, und zumindest in analoger Form auch bei höheren Tieren vorkommt (Demmerling & Landweer, 2007). Angst warnt vor Gefahren und motiviert zu Flucht oder Kampf (der auch eine Abwehr der Angst bedeutet) und sie hat insofern eine wichtige biologische Funktion. So ist die Angst einerseits ein sehr basales, „urtümliches" Gefühl, andererseits hat es auch Philosophen dazu angeregt, in ihr ein Phänomen zu sehen, das den Menschen vor sich selbst, vor seinen möglichen Irrwegen und fatalen Entscheidungen warnt (Kierkegaard, 1844/1963). Angst wäre also aus dieser Perspektive ein für das Selbstverstehen des Menschen bedeutsames Gefühl. Dabei spielen aber bei der Angstauslösung nicht nur konkrete äußere Gefahren eine Rolle, sondern auch „innere" Gefahren. Diese können einerseits das Ergebnis von Imaginationen im Kontext philosophischer Betrachtungen sein, andererseits die Folge von Abwehrvorgängen, was zu einer Erörterung psychopathologischer Phänomene der Angst führt, die im Folgenden erörtert werden sollen.

2.1 Erscheinungsbild der Angst

Angst ist ein Zustand, bei dem in besonderer Weise psychische und physiologische Phänomene miteinander verbunden sind. Die Wahrnehmung einer Gefahr löst praktisch gleichzeitig psychische und physiologische Reaktionen aus. Psychisch bedingt diese Wahrnehmung eine erhöhte Aufmerksamkeit und Wachheit (Hypervigilanz), eine innere Angespanntheit und Erregung. Dies kann eine eher lustvolle („Angstlust"), angriffs- oder, allgemeiner, aktivitätsbereite und leistungs- und konzentrationssteigernde Erregung sein, wie sie Sportler oder Schauspieler und Vortragende kurz vor ihrem Einsatz oft empfinden. Physiologische Zeichen dieses Zustandes sind Erhöhung der Herzschlag- und Atemfrequenz (Vermehrung der Sauerstoffzufuhr) und des Blutdruckes. Steigt aber der (tatsächliche oder nur vermeintliche) Grad der Gefahr und wird dem entsprechend die Angst überwältigend und vermischt sie sich mit Angstfantasien, bei der bevorstehenden Aufgabe zu versagen, vielleicht sogar als ganze Person zu scheitern, so wird die Anspannung zum körperlichen Empfinden von Beengung (das bedeutet etymologisch der Begriff Angst) und die Aktivitätslust zur

Aktivitätshemmung und gar zur niederdrückenden Qual. Ein Gefühl der Enge im Hals- oder Brustbereich, einer Lähmung der Konzentrations- und eventuell sogar der Bewegungsfähigkeit kann sich einstellen. Es kommt schließlich zu einem Erleben von Ausweglosigkeit, Kontrollverlust und bedrückender Ohnmacht. Das Gefühl angespannter Angst kann umkippen in resignierende Depressivität. Physiologisch kommt es zu einer Umschaltung der Aktivierung des Sympathikus, des aktivierenden Systems, zu einer des Parasympathikus, des entspannenden Systems, infolge derer der Blutdruck sinkt und eine Neigung zu Ohnmachtsanfällen sowie auch zu unkontrolliertem Harn- und Stuhlabgang („Hosenscheißer“) entsteht (Hülshoff, 2006).

Wenn das Angstgefühl aus der Perspektive der ersten Person, hier also die der Klientin, eine für den PZA zentrale Perspektive, beschrieben wird, wird der Schwerpunkt der Beschreibung auch auf jene körperlichen Anzeichen liegen, die das Erleben der Betreffenden dominieren. Die trockene Zunge, der eingeschnürte Hals, die Enge der Brust, der hämmernde Herzschlag, das hechelnde Atmen sind ein so aufdringliches Empfinden, sodass demgegenüber das eigentliche Angstgefühl nur als ein diffuses Erleben des Grauens und des Schreckes spürbar ist. Aus der Perspektive der dritten Person, des distanzierten Beobachters, ist dann u. U. nur eine gewisse Steifigkeit in den Bewegungen der sich ängstigen Person zu beobachten, eine stockende Stimme, geweitete Augen.

Das Angstgefühl ist, wie die meisten anderen Gefühle auch, auf etwas gerichtet, eben auf die jeweilige Gefahr, auf das „Wovor“ der Angst (Heidegger, 1927/1963, S. 185f.), oft auch ihr Gegenstand genannt. Damit macht das Angstgefühl auch eine Aussage bzw. eine emotionale Beurteilung über einen bestimmten, eben gefährlichen Sachverhalt, etwa im Sinne von „Dieser zähnefletschende Hund ist in dieser Situation gefährlich“. Die Philosophen sprechen hier von der propositionalen, d. h. urteilsbildenden Struktur eines Gefühls (Demmerling & Landweer, 2007). Dabei ist in den verschiedenen Schulen der Emotionspsychologie umstritten, ob es sich hier um ein unmittelbares Gefühlsurteil handelt oder ob es kognitive Anteile der Emotion sind, die die eigentlich urteilsbildende Struktur darstellen. Ob also die Wahrnehmung und ihre Bewertung bzw. Einschätzung als eine drohende Gefahr durch kognitive Aspekte der Emotion bedingt sind oder eben durch eine unmittelbar emotionale Bewertung der Situation, das ist zwischen den „Kognitivisten“ (Lazarus, 1966) und „Emotionalisten“ (Döring, 2009; Greenberg, 2011) in der Emotionspsychologie umstritten. Diese Streitfrage soll hier offenbleiben, da ihre Beantwortung für die weiteren Erörterungen unerheblich ist.

Das Diagnosesystem DSM-5 (Falkai & Wittchen, 2015) nimmt eine Unterscheidung zwischen Furcht und Angst vor. Danach ist Furcht die emotionale Reaktion auf eine unmittelbar bevorstehende Bedrohung, Angst dagegen die

Folge der Antizipation zukünftiger Bedrohung. Diese Unterscheidung kommt philosophischen Betrachtungen der Angst nahe, bei denen ebenfalls häufig ein Unterschied von Angst und Furcht gemacht wird, wobei letztere gegenstandsbezogen ist (man fürchtet dieses oder jenes) und die Angst eher einer diffusen, „gegenstandslosen" Stimmung entspricht. Nach anderen Unterscheidungskriterien wird eine „Realangst" der irrealen oder neurotischen Angst gegenübergestellt (Freud, 1926/1971). Davon wiederum unterscheiden könnte man die existenzielle Angst. Letztere eben ist jene Angst, von der die Philosophen sprechen (z. B. Kierkegaard, Heidegger). Diese imponiert eher als Stimmung, in der sich das Erleben unbestimmt bleibender Bedrohlichkeit des in die Welt „geworfenen" Menschen spiegelt (Stumm, 2019). Phänomene, die einer existenziellen Angst nahekommen, finden sich faktisch nicht selten bei Heranwachsenden als diffuse Angst vor den Ungewissheiten der Zukunft, eine Zukunft, die in beruflicher und auch gesundheitlicher Hinsicht voller Risiken zu sein scheint und auch in Hinblick auf den eigenen Lebensentwurf oft noch als ganz ungeklärt erscheint (Hülshoff, 2006).

Im Folgenden soll eine Unterscheidung von Angst und Furcht nicht gemacht werden, wohl aber die Unterscheidung von Realangst und irrealer bzw. „innerer" Angst. Für die Diagnose einer Angststörung spielt zwar zunächst diese Unterscheidung keine ausdrückliche Rolle, da natürlich das Phänomen „Angst" gegeben sein muss, die „Realität" oder eben „Irrealität" aber am Phänomen der Angst nicht unmittelbar ablesbar ist. Als ein diagnostisches Kriterium, um von einer Angststörung, also einem Phänomen, das Krankheitswertigkeit hat, sprechen zu können, wird dagegen von den Diagnosesystemen die Dauer der Angstsymptome genannt. Für etliche Angststörungen wird eine Dauer ihres Auftretens z. B. nach dem DSM-5 von sechs Monaten und länger vorausgesetzt. Wenn der Therapeut entscheiden muss, ob die Angstsymptome Krankheitswertigkeit haben, etwa weil eine Krankenkasse die Therapiekosten übernehmen soll oder der Klient „krankgeschrieben" werden will und muss, spielt als Kriterium auch das Ausmaß der Einschränkung seiner Arbeits- und psychosozialen Funktionsfähigkeit eine Rolle. „Krankhafte" Angst, also ein Angsterleben, das auch die Betroffenen selbst und ihre Angehörigen als therapiebedürftig erleben, zeigt sich bekanntlich in unterschiedlichen Erscheinungsbildern (Kap. 2.4). Dem versucht die moderne psychiatrisch-psychotherapeutische Diagnostik durch ein möglichst phänomennahes Klassifizieren, bei dem die verschiedenen Facetten des jeweiligen „Angst-Bildes" in Ausprägung und Dauer exakt beschrieben werden, gerecht zu werden. Die gängigen Klassifikationssysteme wie die ICD-11 oder das DSM-5 (Falkai & Wittchen, 2015) sind dabei bemüht, kausale Hypothesen über die Entstehung des jeweiligen Störungsbildes weitgehend zu vermeiden. Für die Angststörungen sind die üblichen Klassifikationseinheiten dabei die Phobien, die sich wiederum aufgliedern in die Agoraphobie, die soziale Phobie und die spezifischen Phobien, die generalisierte Angststörung und die Panikstörung. Das DSM-5 listet dazu noch die „Störung mit Trennungsangst“ auf. Dieser Name impliziert zwar nun doch wieder einen Hinweis auf eine „Ursache“ der Störung.

In den folgenden Ausführungen wollen wir als Vertreter eines Ansatzes der verstehenden Psychologie (Galliker, 2015) jedoch die rein phänomenale Ebene überschreiten und von Erlebenszusammenhänge erfassenden „Verstehenshypothesen“ (Keil, 2018) ausgehen, und hypothetisch mögliche Gründe, eben auch „innere“ Gründe bzw. Gefahren, der Angst zum differenzierenden Kriterium verschiedener Angststörungen machen und dabei die jeweilige Funktion der Angst in der Reaktion auf die jeweiligen Gefahren sehen. Dies soll zu einem ersten Verstehen dieser Ängste anregen.

Eine solch innere Gefahr spielt in spezifischer Hinsicht bei dem kontraphobischen Syndrom eine Rolle. Auch hier scheint es u. U. sinnvoll, von einer Angststörung zu sprechen, obwohl ein Erscheinungsbild der Angst offensichtlich gar nicht gegeben ist. Denn die betreffende Person zeigt sich überaus aktiv, kampfentschlossen und durchsetzungsstark und gibt sich auch in ihrer Freizeit durchaus nicht ungefährlichen Beschäftigungen hin. Hier kommt es auf die Weite der Perspektive an, die bereit ist, über das phänomenal Gegebene hinauszublicken. Es könnte bei diesen Personen z. B. eine stärkere Ängstlichkeit gegenüber normalen Lebensaufgaben deutlich werden, die eben nicht durch ein Vermeiden, sondern durch eine forcierte Konfrontation mit gefährlichen Situationen, d. h. durch ein kontraphobisches Verhalten, bewältigt werden soll. Diesen Personen fällt es schwer, sich eigene Ängste einzugestehen, weil sie z. B. in ihnen eine Vorstufe zur Feigheit und in dieser einen beschämenden Makel sehen (Frevert, 2020). Mit ihrem Selbstkonzept ist also das Erleben von Angst unvereinbar. Angst vor der Beschämung durch feiges Verhalten, besonders vor möglichen Zeugen, ist es, die die Betreffenden zu tollkühnen Aktionen treiben. Dieser Einstellung begegnet man besonders in männerbündnerischen Gruppierungen vor allem im Umkreis von autoritären Strukturen. Die von Schamangst (Wurmser, 1998) getriebene Verleugnung der Angst impliziert die Forderung, sich ständig durch Unerschrockenheit und Kühnheit „vor dem Feind“ zu bewähren bzw. sich selbst fast zwanghaft durch riskante Unternehmungen (Extrembergsteigen, Fallschirmspringen, Autorennen) immer wieder beweisen zu müssen, „keine Angst“ zu haben. Therapeutische Institutionen werden von diesen Personen in der Regel nur dann aufgesucht, wenn unter bestimmten, aber oft scheinbar gar nicht so extremen Belastungen die kontraphobische Abwehr zusammenbricht und der Betreffende unter Ängsten oder Depressivität zu leiden beginnt.

2.2 Anlässe von Angst

Natürlich muss eine Betrachtung des Phänomens der Angst auch die jeweiligen „Gefahren", also Anlässe oder Motive der Angst berücksichtigen, die nachfolgend benannt werden.

2.2.1 Verlust von physischer Integrität bzw. Angst vor physischer Vernichtung

Diese Art von Gefahr spielt in liberalen (nicht im Krieg befindlichen) Industriegesellschaften nur noch in besonderen Situationen eine größere Rolle, etwa im Falle von Katastrophenereignissen wie z. B. Erdbeben oder schwerer Krankheit. Hier ist natürlich an ernste körperliche Erkrankungen zu denken. Bei den sogenannten Angststörungen aber spielen solche realen Gefahren oft nur als scheinbar „äußerlicher" Anlass eine Rolle. Meist sind es eben „innere" Gefahren, die bloß auf eine äußere Gefahrenquelle „verschoben" wurden. Ein Beispiel wären Personen, die sehr unter der Vorstellung leiden, von ernster körperlicher, auch zum Tode führender Erkrankung bedroht zu sein, aber aufgrund umfassender Untersuchungen sich als körperlich gesund erweisen. Hier ist u. a. die so genannte Panikstörung zu nennen. Die Betroffenen werden oft scheinbar anlasslos von Panikattacken überfallen, die gekennzeichnet sind durch „Herzrasen", „Herzschmerzen", Schweißausbruch, Zittern, Schwindel, Atemnot mit Erstickungs- und Engegefühlen auf der Brust, eventuell auch Magen- und Darmbeschwerden und schließlich der angstvollen Vorstellung, jeden Augenblick an einem Herzinfarkt zu versterben. Diese Symptome halten meist nur 10 – 20 Minuten an, sind aber für die Betroffenen sehr qualvoll, sodass sich bald eine „Angst vor der Angst", also eine fast ständige Angst vor dem nächsten Angstanfall herausbildet. Diese Attacken können mit nur mäßiger Frequenz (einmal pro Woche) dann oft aber bald auch häufig (u. U. täglich mehrfach) auftreten. Dabei sind die Betroffenen aber organisch völlig gesund.

Unter ähnlich quälenden Ängsten bei körperlicher Gesundheit können auch Klienten mit einer Agoraphobie leiden, die häufig mit einer Panikstörung verknüpft ist. Von angstvollen ständigen Sorgen um die körperliche Gesundheit erfasst sind weiterhin Klienten mit einer Somatischen Belastungsstörung (DSM-5) und einer Krankheitsangststörung (DSM-5) bzw. einer Hypochondrischen Störung (ICD-11). Die aufgeführten Ängste vor Bedrohung der körperlichen Integrität bzw. Gesundheit sind hier in der Regel das Ergebnis einer abwehr-bedingten Transformation der Angst vor inneren Gefahren in eine solche vor äußeren Gefahren. Die Art dieser „inneren" Gefahren wurden von Rogers (1959/2020,

S. 30) in seinem Inkongruenzmodell als die Diskrepanz von Selbstkonzept und organismischem Erleben beschrieben (Kap. 1.5).

2.2.2 Verlust des Selbst

Angst vor Verlust des Selbst bzw. vor Auflösung des Selbstkonzeptes kann sich in der erschreckenden Vorstellung äußern, völlig jede Selbstkontrolle zu verlieren und total „auszurasten". Also Dinge zu tun, die man sonst nie tun würde, die eigenen Gedanken nicht mehr kontrollieren zu können, „verrückt" zu werden und nicht mehr der selbe Mensch zu sein, also die eigene Identität zu verlieren. Solche Ängste verweisen auf eine frühe Beeinträchtigung der Selbstkonzept-Bildung und sie zeigen sich besonders bei Klienten mit einem sehr fragilen Selbst, wie z. B. bei Klienten mit einer Borderline-Persönlichkeitsstörung, aber oft auch bei den genannten Klienten mit einer Angstörung (Mentzos, 1998).

2.2.3 Verlust von Sicherheit und Geborgenheit

Sicherheit und Geborgenheit sind Grundbedürfnisse bei Mensch und Tier. Gänseküken folgen ihrer Mutter nur in zweiter Linie, weil diese sie auch zu guten Futterquellen führt, in erster Linie aber, weil sie bei ihr Sicherheit und Schutz suchen, und sie fordern durch wiederholte Laute die entsprechende Beachtung durch die Mutter auch ein. Auch ihrer menschlichen Ersatzmutter folgen sie deshalb auf Schritt und Tritt, selbst wenn sie von einer anderen Person gefüttert werden (Lorenz, 1966). Ebenso zeigen kleine Kinder dieses Bedürfnis nach Beachtung, Schutz und Geborgenheit durch eine vertraute Person und melden ein diesbezügliches Mangelerleben durch Weinen an. Dieses Bedürfnis übrigens sieht die Bindungstheorie wie die Ethologie als quasi angeboren (Höger, 2007), anders als Rogers (1959/2020), der es für ein erlerntes Bedürfnis hielt. Beide, Tier- und Menschenkinder, scheinen auch zumindest Vorformen der Angst zu empfinden, wenn sie den Kontakt zur Mutter verloren glauben. Auch in der weiteren Entwicklung kann diese Trennungsangst z. B. in Form von „Schulangst" so stark sein, dass jedes Explorationsbedürfnis und jedes Bedürfnis nach Selbsterprobung sowie Selbstentfaltung unterdrückt wird. Auch im Erwachsenenalter besteht bei Personen, die in der Kindheit in ihrem Bedürfnis nach positiver Beachtung und Zuwendung stark frustriert wurden, ein verstärktes Bedürfnis nach der Geborgenheit in emotionaler Wärme, nach ebenso verlässlicher wie intensiver Zuwendung, Gehaltensein und nach Schutz. Schwierige Lebenssituationen wie die Bedrohung der beruflichen und wirtschaftlichen Existenz durch

Kündigung, drohende Insolvenz usw. werden oft als alles vernichtende Katastrophe erlebt, in der sich die Betroffenen völlig hilflos fühlen.

Bei erwachsenen Personen, die unter starken Ängsten vor einer eventuell bevorstehenden Trennung der Partnerschaft leiden, die alle möglichen Vorkommnisse und Äußerungen des Partners als Hinweis auf ein solches Ereignis deuten, die sich auch schwer tun, allein das Haus für einen Teil des Tages zu verlassen, und selbst eine nur kürzere Abwesenheit des Partners kaum ertragen, und die überhaupt schlecht allein sein können, war es in der Kinderzeit häufig die Mutter, die überängstlich die ersten Selbstständigkeitsbewegungen des Kindes blockierte. Diese warnte meist auch später immer vor den Gefahren des Lebens und unterdrückte so fast jedes Autonomiebestreben. Anstatt bei der ersten Expansionslust des kleinen Kindes Freude zu zeigen und seine Selbstständigkeitsbemühungen auch dadurch zu unterstützen, dass sie anschließend wieder als sicherer Hort zur Verfügung stand, hatte sie auf diese ersten Exkursionen ihres Kindes eher mit Abwertung reagiert, z. B. im Sinne von „ein liebes Kind bleibt immer bei seiner Mutter". Es resultiert so eine sehr selbstunsichere Person mit einem äußerst reduzierten Erleben von Selbstwirksamkeit und Selbstvertrauen. Auch zeigt sich bei diesen Personen die Neigung, bei in ihrer Bedeutung unklaren Situationen schnell mit Ängsten zu reagieren, sowie sich fast in der ganzen Organisation ihres Lebens auf den vermeintlich starken Partner auszurichten und sich auf seine Hilfestellungen zu verlassen. Dabei leben sie ständig in der Angst, die stützende Beziehung zum Partner zu verlieren und neigen deshalb zu einem „Klammerverhalten". Ihr Bindungssystem ist ständig überaktiviert, was einem unsicher-ambivalenten Bindungsmuster entspricht (Höger, 2007). In der Beziehung zum oft idealisierten Partner, der als Retter fantasiert wird, sind diese Personen vordergründig sehr angepasst und unterwerfungsbereit, offener Widerspruch wird weitgehend vermieden, um die Fürsorgebereitschaft des Partners nicht zu gefährden. „Unterschwellig" entwickeln sie aber zunehmend Zorn auf den Partner, weil sie das Gefühl haben, sich ständig nach ihm richten zu müssen. In diesem Zorn können sie dann auch selbst Trennungswünsche haben. Denn obwohl sie einerseits die Trennung des Partners fast ständig befürchten, haben sie andererseits zeitweise selbst Trennungsfantasien. Dieser Trennungswunsch wie auch der Zorn auf den Partner werden aber kaum „exakt symbolisiert", vielmehr werden zur Abwehr dieses Zorns und der Trennungsfantasie diese auf den Partner projiziert. Diese Klienten haben auch Angst davor, Verantwortung zu übernehmen, auch was das Bekenntnis zum eigenen Selbstsein, zu eigenen Identität betrifft. Hiermit verbunden sind oft auch Leistungsängste, d. h. die Angst, bei konkreten Aufgabenstellungen beruflicher oder auch schulischer Art zu versagen. Grundzüge dieser Persönlichkeitsproblematik finden sich auch bei Klienten mit einer abhängigen Persönlichkeitsstörung und bei vielen Klienten mit einer unipolaren Depression, sodass es nicht verwundert, dass sich bei vielen Angst-Klienten eine Komorbidität mit eben dieser Depressionsform zu beobachten ist (Behr et al., 2020).

Hinsichtlich eines solchen Mangels an Selbstvertrauen und eines solchen Ausmaßes an Verlassenheitsängsten ist aus der Perspektive der Bindungstheorie zu sagen, dass sich neben der Überbehütung auch eine wenig verlässliche mütterliche Präsenz auf eine erhöhte Angstanfälligkeit der Kinder auswirken kann (Joraschky & Petrowski, 2008). Besonders unter dem Eindruck von sehr abrupten angstvollen Trennungserfahrungen mit unvorhersehbaren, stark wechselnden mütterlichen Zu- und Abwendungen kann sich ein unsicher verstrickter, von starken Ambivalenzen gezeichneter Bindungsstil (Strauß, 2008) und ein inkohärentes, „fragiles" Selbstkonzept herausbilden (Finke, 2019). Dies führt später oft zu einer geringen Angst- und Ambivalenztoleranz, d.h. einer reduzierten Fähigkeit, mit einem Erleben von Angst und Widersprüchen (bei sich selbst sowie den relevanten Bezugspersonen) einigermaßen gefasst umzugehen. Allerdings können bei einer solchen Persönlichkeitsentwicklungen auch hereditäre Faktoren eine zusätzliche ursächliche Rolle spielen, was aber die Psychotherapie keinesfalls überflüssig macht (Maier & Heun, 2002; Hoffmann & Bassler, 2002). Wir finden solche Formen von Entwicklungsstörungen etwa bei der Agoraphobie, bei der „Störung mit Trennungsangst" (DSM-5) und besonders bei der abhängigen Persönlichkeitsstörung (s.u.). Hier ist die Funktion der Angst, Gefahren bzw. Bedrohungen anzuzeigen, überreguliert, d.h. kleinste Herausforderungen der Alltagsbewältigung können schon als bedrohlich und sehr ängstigend erlebt werden.

2.2.4 Verlust von Autonomie

Die Angst vor Autonomieverlust ist gewissermaßen das Gegenstück zur o.g. Trennungsangst. Die Angst vor Verlust von Sicherheit und Geborgenheit findet sich in ausgeprägter Form besonders bei Personen, die dazu neigen, Abhängigkeitsbeziehungen einzugehen, und die, wie unter Kap. 2.3.2 beschriebenen, dazu tendieren, „unsicher verstrickt" bzw. ambivalent gebunden zu sein (Höger, 2007; Strauß & Schwark, 2008). Personen, die sich dagegen sehr um ihre Autonomie sorgen, sich dieser also auch schnell nicht sicher sind und sie leicht als gefährdet ansehen, sind deshalb nicht selten bindungsscheu. Sie haben aber, auch wenn sie (aus bindungstheoretischer Perspektive, Joraschky & Petrowski, 2008) gegenüber Bindungen nicht ängstlich vermeidend, sondern abweisend vermeidend eingestellt sind, tendenziell oft ein eher unsicheres Selbstwerterleben, weswegen ihr Erleben von Autonomie und Selbstbestimmtheit auch kein selbstverständliches ist, sondern eines, das sie leicht in Gefahr sehen.

2.2.5 Verlust von Beachtung und Anerkennung

Nach Rogers ist das Bedürfnis nach positiver Beachtung neben dem der autonomen Selbstentfaltung das bedeutsamste Grundmotiv des Menschen (Rogers, 2020, S. 40f.; im Original: „need for positive regard“, Rogers, 1959, S. 208). Gemeint ist hier das Bedürfnis nach interessierter und engagierter Zuwendung, das Bedürfnis eines jeden Menschen, in seiner Besonderheit bzw. „Einmaligkeit“ gesehen und anerkannt zu werden. Für den Menschen als vergesellschaftetes Wesen ist die positive Beachtung, Wertschätzung und Anerkennung das Zeichen seiner Integration in eben diese Gesellschaft und vermittelt ihm ein Gefühl der Zugehörigkeit (Gahleitner, 2020). Der Entzug von positiver Beachtung und Anerkennung kommt insofern oft einer Ausstoßung aus der Gemeinschaft gleich, die meist mit tiefem Schamerleben verbunden ist. Davor zu warnen, ist hier die Funktion der Angst, die insofern auch Züge von Schamangst aufweist. Diese Schamangst, also die Angst vor Beschämung, kann auch zu einer Schuldangst bzw. zu einer Gewissensangst führen, die Angst, sich schuldig machen zu können an eben dieser Gemeinschaft. Beides kann mit einem Verlust der Selbstachtung verbunden sein.

Die Angst vor Verlust von Beachtung und Anerkennung spielt besonders bei Personen eine Rolle mit einem hohen Selbstideal und einem strengen inneren Kritiker, der ihnen eigentlich den Verzicht auf narzisstische Bedürfnisse wie das Heischen nach Lob und Anerkennung auferlegt, sodass das „unterschwellig“ sich vordrängende Bemühen um positive Beachtung ihnen leicht ein schlechtes Gewissen macht (Greenberg & Paivio, 1997). Es handelt sich hier auch um Personen, die dazu neigen, unter entsprechenden Belastungen eine Depression zu entwickeln.

2.2.6 Verlust von Sinn

Ein starker Zweifel am Sinn des eigenen Lebens kann quälend, auch sehr ängstigend sein. Diese existenzielle Angst reißt den Menschen heraus aus dem Erleben von Geborgenheit in vermeintlicher Sinnfülle. In der Psychotherapie fragen deshalb manche Klienten, vor allem solche, die sich mit Suizidgedanken beschäftigen, sehr insistierend nach dem Sinn des Lebens. Diese Frage, so wird oft geantwortet, sei selbst sinnlos, denn sie behandele den Lebenssinn als etwas objektiv Feststellbares. Dabei beantworte sich die Sinnfrage einfach durch das Erleben von Erfüllung, das man etwa in einem Beruf oder in einer Partnerschaft oder in der Hingabe an eine faszinierende Tätigkeit finde. Dennoch sollte man, gerade als humanistischer Psychotherapeut, die Frager mit solchen Antworten nicht einfach abweisen, vor allem dann nicht, wenn es sich um Klienten handelt, die aus Verzweiflung oder Angst diese Fragen stellen. Denn diese Frage überhaupt stellen zu können, so könnte man Aussagen der Existenzphilosophie zusammenfassen, gehört zu der Auszeichnung des Menschseins (Stumm, 2019). Und indem der Einzelne nach dem Sinn seines Lebens fragt, setzt er sich dem Wagnis radikaler Vereinzelung aus, um aber so erst zu sich selbst zu kommen. So sollte auch der Therapeut eine entsprechende Frage seines Klienten nicht vorschnell deshalb als fruchtlos abtun, weil sich hier keine eindeutige Antwort finden lasse. Vielmehr sollte er es auf sich nehmen, zusammen mit dem Klienten, den verschiedenen (und auf den Klienten bezogenen) Wendungen dieser Frage einfühlsam nachzugehen, schon weil dies auch eine ausgezeichnete Möglichkeit ist, die „innere Welt“ des Klienten kennenzulernen.

2.3 Funktionen der Angst

> *Wenn Erfahrung [eigentlich besser „Erleben“] offensichtlich vom Selbstkonzept abweicht, dann wird eine Antwortreaktion gegen diese Bedrohung immer schwieriger. Angst ist dann die Antwort des Organismus auf die „unterschwellige Wahrnehmung“, eine solche Diskrepanz könnte gewahr werden und würde in der Folge eine Änderung des Selbstkonzeptes erzwingen“ (Rogers, 1959/2020, S. 35; Hervorhebung im Original, Ergänzung des Autors).*

In diesem Zitat ist nicht von einer Funktion der Angst im Sinne des Warnens vor „äußeren“ Gefahren die Rede, Gefahren wie sie u.a. in Kap. 2.2 thematisiert wurden. Vielmehr ist hier von einer Angst die Rede, die durch eine Bedrohung des Selbstkonzeptes durch das eigene „Innere“ der Person ausgelöst wird. Dieses „Innere“ ist die eigene, „nichtbewusste organismischen Existenz“ in Form von mit dem Selbstkonzept unvereinbaren Bedürfnissen, Gefühlen und Fantasien (Rogers, 1980/1981, S. 78). Das o.g. Zitat zeigt an, dass die Informationsfunktion der Angst beim Verständnis vieler Störungen für Rogers eine zentrale Rolle spielt. Sie informiert in diesem Fall also das Selbstkonzept über ein für letzteres bedrohliches, das gegenwärtige Selbstkonzept infrage stellendes Bedürfnis oder Begehren, sodass Abwehrprozesse eingeleitet werden, um dieses Bedürfnis zum Schweigen zu bringen. Diese Informations- oder „Signalfunktion“ der Angst hatte schon Freud (1926/1971) in seinem so genannten zweiten Angstmodell beschrieben. Die nicht vor äußeren, sondern vor „inneren“ Gefahren warnende Angst weist auf eine Inkongruenz der Person hin. Also auf einen (nichtbewussten) Zwiespalt oder gar Widerspruch zwischen ihrem Selbstkonzept und ihrer „organismischen Existenz", oder anders formuliert, zwischen ihrem konzeptuellem Selbst (Kuhl, 2007) und ihrem organismischen Selbst. Die Person sieht sich durch eine (nur vage wahrgenommene) Angst vor die (nichtbewusste) Entscheidung gestellt, das als verpönt erlebte Andere ihrer selbst als zu ihr gehörend anzuerkennen und so ihr Selbstkonzept und damit auch ihr Bild von sich selbst zu ändern, oder dieses Verpönte weiterhin abzuwehren, z. B. durch Verleugnen.

Dies kann man anhand einer Störung verdeutlichen, bei der bewusst erlebte Angst zunächst gar keine Rolle spielt, der Zwangsstörung. Die entsprechenden Klienten sind z. B. von einer nichtbewussten Angst bestimmt, einem ungeheuren Anfall hemmungsloser Wut zu erliegen und damit ihrem Selbstideal vollkommener Selbstbeherrschung entgegen zu handeln. Da die Klienten ihre Aggressivität nicht anerkennen können (Teusch, 2018), ist die Abwehr der Aggressivität in allen Lebensbereichen bestimmend als ständiges Bemühen um strenge Ordnung und Kontrolle. Bewusst erlebte Angst tritt erst dann auf, wenn die Klienten an diesem Abwehrverhalten gehindert werden und sie ihren radikalen Ordnungs- und Sauberkeitsvorstellungen, z. B. in Form von fast ständigem Händewaschen, nicht nachkommen können. Die genannte Angst wäre also keine „reale" Angst vor einer äußeren, sondern vor einer inneren Bedrohung durch die eigene, mühsam unterdrückte Aggressivität. Es wäre eine „irreale" bzw. „neurotische" Angst, und zwar eine solche, die höchstens „am Rande des Gewahrseins" (Rogers, 1977, S. 21) vage bewusst erlebt wird. Wegen eben dieser nur in bestimmten Situationen und u. U. nur sehr selten bewusst erlebten Ängste werden Zwangsstörungen gelegentlich dem Formenkreis der Angststörungen zugeschrieben (z. B. im DSM). Die Funktion der Angst wäre auch hier, vor dem Anrücken eines Aggressions-Impulses zu warnen und das Kontroll-Regime aufrecht zu erhalten.

Mit diesem Inkongruenzmodell und einem Konzept der Angst, das dieser eine Informationsfunktion in Bezug auf die eigene „innere Welt" zuschreibt, sind aber nicht alle Angststörungen stimmig zu erklären. Angesichts der Lebensgeschichte von Klienten z. B. mit einer Panikstörung oder einer generalisierten Angststörung (zum Teil auch sozialen Phobie) drängt sich oft der Eindruck auf, dass hier die Angst zunächst eine unmittelbare, „natürliche" Reaktion auf Entwertung, Misshandlung, Vernachlässigung oder Missbrauch in der Kindheit war, und dass in der weiteren Entwicklung keine Ressourcen zur Verfügung standen, die die Ausbildung einer Kompetenz zur Angstregulierung und Angstabwehr ermöglicht hätten. Vielmehr ergab sich so auf dem Boden eines fragilen Selbst ein gravierender Mangel an Angsttoleranz bzw. an Regulationsfähigkeit der Angst. Die spätere Angst als bewusst erlebtes und so auch quälendes, also pathologisches Phänomen, hat hier also keine sinnvolle Funktion, sie verweist lediglich auf eine „missglückte" Persönlichkeitsentwicklung, eben die eines „fragilen Selbst" (analytischerseits wird hier auch von einer „Ich-strukturellen Schwäche" gesprochen; Bassler & Hoffmann, 2002, S. 268). Die Angst wäre hier nur insofern eine „irreale", als sie in keinem angemessenen Verhältnis zum jeweils angstauslösenden Ereignis (oft alltägliche Lebensaufgaben) zu stehen scheint. Sie hätte aber nicht die Funktion, vor einer inneren Gefahr zu warnen, sondern sie warnt vor „äußeren" Gefahren, die aber hier „real" so minimal sind, dass die meisten sie eben gar nicht als eine solche wahrnehmen. Da aber diese Klienten dennoch von diesen nur „hypothetischen" Gefahren sehr beunruhigt sind, ist die entsprechende Angst dysfunktional. Diese Konstellation schließt nicht aus, dass sich außerdem „innere" Gefahrenpotenziale ausbilden, z.B. Trennungsfantasien und Aggressionsimpulse bei einer in einem Abhängigkeitsverhältnis lebenden Person, die aus „Lebensangst" diese Abhängigkeit einerseits sucht, andererseits aber gelegentlich „innerlich" dagegen rebelliert. Vor dieser Rebellion wird das Selbstkonzept durch unterschwellige Trennungsangst gewarnt. In diesem letzten Fall läge also auch eine Inkongruenz vor.

Das Phänomen der Angst und ihre Funktionen wurden schon früh von Philosophen untersucht (Demmerling & Landweer, 2007). Aus der jüngeren Zeit sind hier zwei besonders zu nennen, Kierkegaard und Heidegger. Die angstvolle „Gestimmtheit" (Heidegger, 1927/1963, S. 134) hat für Heidegger ihre Funktion darin, sich durch eben diese Angst aus den alltäglichen Sorgen herausgerissen und vor das Nichts gestellt zu sehen und durch die damit verbundene Angst aufgerufen zu werden, sich auf das zu besinnen, was der Mensch jenseits des alltäglich-geschäftigen Besorgens „eigentlich" sein könnte und sein sollte. Dies nennt Heidegger (1927/1963, S. 184) die „Eigentlichkeit des Selbstseins" und er meint damit das, was Rogers (1961/1973, S. 167) mit seinem viel genannten Kierkegaard-Zitat anspricht, nämlich dass es darum gehe, wenn auch angstvoll „das Selbst zu sein, das man in Wahrheit ist". Hier wird also den „realen" Ängsten bzw. der „Furcht" vor diesen und jenen Gefahren und Verlusten eine existenzielle Angst gegenübergestellt.

Der Angst kann man auch eine Kommunikationsfunktion zuschreiben, und zwar sowohl eine intrapersonale Kommunikation insofern sich die verschiedenen Ebenen des „Organismus" miteinander verständigen, wenn z.B. die Wahrnehmung von Gefahr die körperlich-physiologische Ebene „informiert" und diese wiederum, etwa durch schnelleren Puls und erhöhter Atemfrequenz die Psyche beeinflusst. Bei in Sozialverbänden lebenden Individuen, und zwar Tieren wie Menschen, spielt aber auch die interpersonale Kommunikation von Angst und damit Gefahr wie ihre Bewältigung eine herausragende Rolle. Von gesellig, also im Rudel oder Schwarm lebenden Tieren wissen wir, dass gewisse körperliche Schreckreaktionen eines Tieres (z.B. Hochstellen der Haare und dadurch Veränderung bestimmter Farbmuster im Fell) auch die Angst- und Fluchtreaktion aller anderen Tiere im Rudel auslöst, ohne dass letztere die jeweilige Gefahr selbst bemerkt haben müssen (Lorenz, 1966). Beim Menschen vollzieht sich diese (reflexhafte) Kommunikation gestisch-mimisch. Das angsterstarrte Gesicht mit geweiteten Augen und offenen Mund kann auch bei Umstehenden im Ansatz Angst und Fluchtimpulse auslösen, oder auch Verteidigungs- bzw. Abwehrimpulse. Auch kann das unwillkürlich Nachahmen von solchen Gesten und Köperbewegungen von Gruppenmitgliedern zu einer allseitigen Gefühlsansteckung führen (Holodynski, 2017).

2.4 Vernetzung der Angst im Erlebensprozess bei Agoraphobie

Es ist das Ziel dieser Schrift zu zeigen, dass ein Gefühl immer „umgeben“ ist von „Nachbargefühlen“, die eine gewisse „Familienähnlichkeit“ mit ihm haben, sowie von „Nachbarkognitionen“ (Vorstellungen, Fantasien, Erinnerungen) und Motivationen, die sich aus dem jeweils vordergründigen Gefühl ergeben oder ihm vorausgehen und in ihrer Bedeutung meist auf Ähnliches verweisen wie das zentrale Gefühl. Genau diese Aspekte einfühlsam aufzugreifen z. B. mittels des „Amplifizierens“, ist auch das Anliegen des personzentrierten Therapiegesprächs. Es soll dabei das Bedeutungsumfeld eines Gefühls in allen Facetten ausgeleuchtet werden. Mit einem bestimmten Gefühl im Zusammenhang stehen können aber auch Gefühle und Bedürfnisse, die auf den ersten Blick gar keine Familienähnlichkeit zu haben scheinen. Diese Gefühle sind oft die Folge der Abwehr bzw. der nichtbewussten Bewältigung/Vermeidung des erstgenannten Gefühls. Ein Beispiel wäre etwa die Beziehung von Angst und Ärger bzw. Wut, auf die wir unten noch zu sprechen kommen. Diese Zusammenhänge jeweils zu erfassen, aber u. U. ohne sie immer sofort anzusprechen, ist für ein tiefergehendes Verstehen, für eine „Tiefenreflektion“ (Mearns et al., 2016, S. 109) kennzeichnend. So lassen sich Erlebenszusammenhänge rekonstruieren, die prototypisch deutlich machen, wie ein Gefühl aus einem anderen hervorgeht bzw. durch ein anderes abgewehrt wird und wie Gefühl, Kognition (Vorstellungen, Erinnerungen, Überzeugungen, Fantasien), Bedürfnis und Motivation aufeinander verweisen. Dies soll am Beispiel der Agoraphobie, eine Störung, die nicht selten mit Trennungsangst assoziiert ist (DSM-5 F93.0), aber auch mit der Panikstörung, im Folgenden deutlich werden.

2.4.1 Gefühle und Bedürfnisse im Erlebensumfeld von Angst

Stichwortartig sind hier zunächst explizite Gefühle zu nennen: Angst vor Situationen, die man nicht ungesehen prompt verlassen kann, Ohnmachts- und Vernichtungs- bzw. Todesängste, Verlassenheitsängste, Ängste vor dem Alleinsein. Zu den eher impliziten und meist nicht spontan genannten Gefühlen und Bedürfnissen, die sich z. T. auch außerhalb des Gewahrseins befinden, können gehören: Trennungswünsche und Trennungsängste, Anlehnungs- und Geborgenheitsbedürfnis, ambivalentes Autonomiebedürfnis, Zorn auf den Partner wegen der erlebten Abhängigkeit von ihm.

Klienten, denen eine Agoraphobie zugeschrieben wird, haben Angst vor Menschenansammlungen auf belebten Plätzen, Straßen, Kaufhäusern und Märkten, im Kino, im Bus oder der Straßenbahn, also vor Situationen, aus denen sie sich nicht sofort und unbemerkt zurückziehen können. Die Klienten haben dabei nämlich meist die Angstfantasie, einen Schwindel- oder Ohnmachtsanfall zu erleiden, hinzustürzen und dann vor den verächtlichen Blicken aller Umstehenden in beschämender Weise bewegungsunfähig auf dem Boden zu liegen. Es ist die Angst, völlig Fremden hilflos ausgeliefert zu sein. Diese Angst des schutzlosen Ausgeliefertseins an eine fremde, gefahrvolle Welt erinnert an entsprechende Kinderängste beim Verlust des unmittelbaren Kontaktes zur Mutter etwa in einer fremden Umgebung. Wenn die Mutter das Bedürfnis des Kindes, die fremde Welt zu erkunden und doch jederzeit in den mütterlichen Schutzraum zurück kommen zu können, nicht feinfühlig begleitet, kann sich später ein Mangel an „Objektkonstanz" (Hartmann, 1972; Mentzos, 1998) entwickeln, d. h. ein Mangel an Fähigkeit, die Bezugsperson so konstant zu verinnerlichen, dass deren reale Abwesenheit keine Verlassenheitsängste auslöst. Ein Mangel solcher Fähigkeit liegt bei vielen dieser „Angst-Klienten" vor (Schoenhals, 1998). Bei nicht wenigen Klienten mit einer Agoraphobie werden Ängste und Anlehnungsbedürfnis übrigens erst nach dem ersten Angstanfall ein explizites Thema. Offensichtlich hatte erst ein entsprechend ernster Beziehungskonflikt die Abwehr der Ängste nicht mehr ermöglicht (Teusch, 2018).

Die Entwicklung der Fähigkeit zur Angstregulation und Angsttoleranz beginnt schon im Kleinkindalter. Ein Kleinkind hat bei einer wenig verlässlichen, wenig feinfühligen, wenig empathischen Mutter kaum die Chance zu lernen, bereits den ersten Ansturm von Ängsten „abzufiltern" und durch eine Geborgenheit vermittelnde Zuwendung und Ermutigung gewissermaßen wie selbstverständlich zu regulieren. In der späteren Kindheit sind viele konkrete Angstsituationen zu bestehen, Rivalität beim Spielen mit anderen Kindern, Prüfungen und Klassenarbeiten in der Schule, Leistungskonkurrenz im Sport. Durch das stützende, aber auch einfühlsam fordernde Echo der Eltern auf solche Situationen, ebenso durch ihr Vorbild bei der Bewältigung angstbesetzter Ereignisse, wird beim Kind so viel Selbstvertrauen aufgebaut bzw. der entsprechende Aufbau aus der Kleinkindzeit weiter fortgesetzt, dass das Kind lernt, Angstspannungen als beherrschbar, gar als konstruktiv herausfordernd und nicht als bedrohlich zu erleben. Es handelt sich hier um die Fundierung der Regulationsfähigkeit von Emotionen durch eine „zwischenmenschlichen Emotionsregulation“ (Hofmann, 2018), bei deren Gelingen die von Bowlby (1976) und sodann von seinen Schülern Fonagy und Target (2006) beschriebene optimale emotionale Abstimmung zwischen dem Kind und der empathiebegabten Mutter erforderlich ist. Wenn dagegen hier Eltern beim differenzierten und feinfühligen (Fonagy & Target, 2006) emotionalen Abstimmen mit dem Kind sowie in der Rolle des Vorbildes grob versagen, kann schon früh und ohne größere Anlässe eine Tendenz entstehen, Angst schnell als vernichtend zu erleben, also eine verminderte „Angsttoleranz“ zu zeigen. Es fehlt dann eben die schon genannte „Objektkonstanz“, womit das Fehlen eines verinnerlichten Bildes der guten Mutter in ihrer Funktion der „guten Fee auf allen Wegen“ gemeint ist. Es resultiert also ein „fragiles Selbst“, was bedeutet, dass eine Inkongruenz beim Entstehen von Angstsymptomen nur eine untergeordnete Rolle spielt. Wenn das Kind seine Mutter aber als feinfühlig empathisch und verlässlich fürsorglich erlebt, wird es dieses Mutterbild so konstant verinnerlichen, dass es virtuell immer anwesend ist (wenn auch außerhalb des Gewahrseins) und sich so auch später starke Verlassenheitsgefühle kaum ausbilden können. Hiermit korrespondieren auch die Aussagen der Bindungstheorie, dass beim Erleben einer solchen Mutter später der Erwachsene einen sicheren, aber eben auch Autonomie ermöglichenden Bindungsstil entwickeln wird (Joraschky & Petrowski, 2008).

Bei vielen dieser „Angst-Klienten“ kommt es angesichts von angstvollen Fantasien des Ausgeliefertseins an eine fremde, gefährliche Welt zur Ausbildung von heftigen, 10–20 Minuten dauernden Panikattacken. Dabei kann sich auch die angstvolle Vorstellung ausbilden, in solchen Situationen einem „Herzanfall“ bzw. einem Herzinfarkt zu erliegen oder auch „völlig den Verstand“ zu verlieren, also psychotisch zu werden, worin sich auch die Angst vor einem Verlust des eigenen Selbst, seiner Identität ausdrücken kann (Mentzos, 1998). Die aus solchen Befürchtungen resultierenden Ängste, überhaupt allein das Haus zu verlassen, begründen die Klienten meist nur mit dem befürchteten Hinstürzen. Erst ein intensiveres Gespräch kann dann auch die Ängste vor Verlust der Bezugsperson durch Unfall, Krankheit oder gar Trennung und schließlich auch sogar die Angst, allein zu Haus zu sein, deutlich machen. Denn die Ängste vor Verlust von Sicherheit und Geborgenheit lassen sich meist nur zum Teil in dem Angstbild großer Menschenansammlungen zusammenführen, der hier nicht eingebundene Teil dieser Ängste zeigt sich in der ursprünglichen Angst vor dem schutzlosen Alleinsein. Bei manchen dieser Klienten kann die (dysfunktionale) Bewältigung solcher Ängste in ihrer Abwehr durch deren *Somatisierung* in Form von psychosomatischen Beschwerden wie Kopf- oder Rückenschmerzen, Erbrechen und Schwindelanfällen bestehen.

2.4.2 Angst im Netzwerk der Gefühle bei Klienten mit Agoraphobie

Die folgende kurze Darstellung soll Entstehung und Wirkweise der Angst anhand einer Fallskizze stichwortartig deutlich machen:

BEISPIEL

Die 43-jährige Krankenschwester wurde in enger Bindung an eine ängstliche, vor den vielen Gefahren des Lebens stets warnende Mutter sehr überbehütet erzogen (Teusch & Finke, 2007). Die wegen dieser Erziehung selbstunsichere und gegenüber vielen Anforderungen des Alltags sich leicht ängstigende Klientin lebt in einer Ehe mit einem sehr für sie sorgenden, Sicherheit und Geborgenheit vermittelnden, aber auch Anpassung fordernden Mann. Ihre Unterwerfungsbereitschaft wird in manchen Situationen jedoch auch durch (kaum dem Gewahrsein zugängliche) reaktive Gefühle von Ärger und Auflehnung infrage gestellt. Dieser eigene „unterschwellige" Ärger und die damit verbundenen Wünsche nach Autonomie und entsprechende Trennungsfantasien rufen Angst hervor, sind sie doch Geborgenheitsbedürfnisse bedrohende „innere" Gefahren, die durch *Projektion* auf den Partner abgewehrt werden müssen. Er ist es nun, der vermeintlich verärgert ist und sich mit Trennungsabsichten trägt. Da diese (z. T. außerhalb des Gewahrseins bleibende) Vorstellung aber auf Dauer für die Klientin belastend ist, wird sie wiederum abgewehrt und zwar durch *Verlagerung* bzw. *Verschiebung* der Gefahrenquelle: Während einer kurzen Abwesenheit des Mannes im Rahmen einer Geschäftsreise, in der die Verlassenheitsängste zunächst zunehmen, entwickelt die Klientin eine Agoraphobie mit Panikattacken: Sie hat nun Angst vor „ menschenüberfüllten" Straßen, Kaufhäusern und Kinosälen, da sie befürchtet, dort Schwindel- oder Ohnmachtsattacken zu erleiden, hinzustürzen und vor den Augen aller hilflos am Boden zu liegen. Schließlich will sie das Haus ohne ihren Mann als schützender Begleiter kaum noch verlassen.

Wenn wir hier das Erleben als einen sich über einen längeren Zeitraum erstreckenden Prozess verstehen, und die darin wirkenden Gefühle und Motive skizzenhaft und stichwortartig verdeutlichen, kommen wir zu folgender Aufstellung:

Insuffizienzängste und Überanpassung (1) —*Verkehrung ins Gegenteil*→ **Ärger** ➡ Trennungsfantasien (2) ➡ **Ängste** —*Projektion*→ Partner ist ärgerlich und denkt an Trennung (3) ➡ **Ängste** (4) —*Verschiebung*→ **Agoraphobie** (5)

Erläuterung: Die lebensgeschichtliche Entwicklung führte zur Ausbildung starker Insuffizienzgefühle mit entsprechenden Versagensängsten gegenüber vielen Lebensaufgaben und folglich der Neigung zur Überanpassung an die jeweilige Bezugsperson (1). In partnerschaftlichen Krisensituationen löst dieser Autonomieverzicht bei der Klientin Ärger und Trennungsfantasien aus, was eine *Verkehrung ins Gegenteil* bedeutet (2). Da diese Fantasien als innere Gefahren wiederum unterschwellig im Ansatz Verlassenheitsängste evozieren, werden Ärger und Trennungsfantasien per *Projektion* auf den Partner abgewehrt. Dieser erscheint nun als der Verärgerte, der vermeintlich Trennungsabsichten hat (3). Dies aktiviert wiederum Verlassenheitsängste (4), die per *Verschiebung* abgewehrt werden und nun als die Angst vor totaler Hilf- und Schutzlosigkeit in anonymen „Menschenmassen" erlebt werden (5).
Mit diesem letzten Abwehrschritt hat die Klientin (nichtbewusst) die Partnerschaft vor allen weiteren irritierenden Ambivalenzen (zwischen Unterwerfung und Trennungsaggression) geschützt und so die Eindeutigkeit ihrer weiteren Anpassungsbereitschaft sichergestellt, insofern sie nun als „wirklich Kranke" auf die Hilfe ihres Mannes angewiesen ist. Zudem hat sie so (nichtbewusst) für den Ehemann ein Motiv geschaffen, bei jedem Gang in die Stadt ihr als treusorgender Begleiter zur Verfügung stehen zu müssen (womit sie sich zugleich für seine Anpassungsforderungen rächen kann).

Dieser auf dem Hintergrund des personzentriert erzählten Sachverhalts der o. g. Skizze lässt sich auch in der Begrifflichkeit schematheoretischer Ansätze darstellen. Mit der folgenden Skizze werden natürlich auch die Beschreibungskriterien der EFT (Greenberg, 2011) vorgestellt: In dieser Skizze (s. u.) einer Verknüpfung verschiedener Emotionen (sowie Handlungen und auch Kognitionen) wird der Begriff *Abwehr* durch den der *Bewältigung* bzw. der *Vermeidung* ersetzt, ein Begriff, der umfassender als jener der Abwehr ist, sofern er neben den „schematischen", vor allem auch unbewussten auch bewusste und willentliche Reaktionen einschließt (Steffens & Kächele, 1988). Aber auch in diesem Falle wird eine *Transformation* des einen in ein anders Gefühl bewirkt (Greenberg, 2011).

Mit dem skizzierten Zusammenhang wird ein „Schema“ bzw. mehrere ineinandergreifende Schemata dargestellt, worunter in den entsprechenden schematheoretischen Konzeptbildungen eine unbeabsichtigte, nichtbewusste und fast reflexhaft ablaufende, komplexe, vorgeformte Reaktion auf wiederkehrende Auslösestimuli verstanden wird. Letztere stellen häufig bestimmte Interaktionssituationen dar, in denen sich thematisch oft Berührungspunkte mit problematischen Beziehungsepisoden aus der früheren Lebensgeschichte zeigen. Diese Beziehungsepisoden haben ihrerseits meist schon früh zur Bildung eines bestimmten Schemas geführt. Bei dem o.g. Fallbeispiel wäre dies ein *„selbstabwertendes Schema“* der Klientin (Lammers, 2011, S. 207ff.), das aufgrund der überbehütenden, jede Explorationsfreude unterdrückenden und Machtlosigkeit suggerierenden elterlichen Erziehungspraktiken zu der negativen Überzeugung geführt hat, wegen der eigenen Schwäche zur Alltagsbewältigung stets auf Fremdhilfe angewiesen zu sein. Dieses Schema könnte in unserem Fall in Form von Angst (als *primäre maladaptive bzw. dysfunktionale Emotion*) aktiviert werden, sobald bei der geringsten Meinungsverschiedenheit in der Partnerschaft bzw. bei Abwesenheit des Partners der Entzug der Fremdhilfe zu drohen scheint.

In der folgenden Aufstellung wird die schematheoretische Begrifflichkeit *Abwehr/Bewältigung* der personzentrierten bzw. tiefenpsychologischen unmittelbar gegenübergestellt.

Insuffizienzängste und Überanpassung *(= maladaptive primäre Emotion)* —*Verkehrung ins Gegenteil*→ **Ärger,** Trennungsfantasien *(= maladaptive sekundäre Emotion)* —*Vermeidung*→ **Ängste** —*Projektion*→ Partner ist ärgerlich und denkt an Trennung ➡ **Ängste** *(= maladaptive primäre Emotion)* —*Verschiebung*→ **Agoraphobie** *(Vermeidung, maladaptiv)*

Erläuterung: Die Insuffizienz- bzw. Versagensängste, also die Ängste, schon bei der Lösung von Alltagsproblemen zu versagen (selbstabwertendes Schema), sind natürlich maladaptiv, zumal sie dazu führen, sich ganz auf die Unterstützung ihres Mannes zu verlassen und sich ganz seinen Absichten und Entscheidungen anzupassen. Die Bewertung als „primäre“ Emotion ist kontextabhängig, hier bestehen die Ängste schon seit langer Zeit, was dazu berechtigt, mit ihnen die Betrachtung zu beginnen. Die bei solchem Verzicht auf jedes Selbstsein aufkommenden Gefühle von Ärger und Trennungsaggression als *Bewältigung* der Ängste und Protest gegen die Unterwerfung sind sekundäre Emotionen (da eine Reaktion auf die primäre Emotion) und in Bezug auf das Leitbild der selbstbestimmten Persönlichkeit hier deshalb nicht als adaptiv zu bewerten, da sie fast reflexhaft zu weiteren Trennungsängsten führen. Die sich daraufhin bald einstellenden

Ängste, durch solche Autonomietendenzen den Partner zu verlieren, sowie das *Vermeiden* dieser angstvollen Vorstellungen (indem ihr Ursprung in dem Anderen gesehen wird) sind natürlich maladaptiv (zumal unter Berücksichtigung des o.g. Leitbildes) wie auch ihre *Bewältigung* in Form der Ausbildung einer Agoraphobie.

Die *Bewältigung* bzw. *Vermeidung* dieser Ängste durch Ausbildung einer Agoraphobie könnte man nur insofern als adaptiv zu bewerten, als sie geeignet ist, die Ängste zunächst auf eine umschriebene, vermeidbare Situation außerhalb der Partnerschaftsproblematik einzugrenzen. Damit ist aber auch schon gesagt, dass dies nur für die aktuelle Situation gelten kann. Denn zum einen haben solche situativen Eingrenzungen bekanntlich die Neigung, sich per „Reizgeneralisierung" auszuweiten, zum anderen wird durch diese „Eingrenzung" eine Klärung der ehelichen Problematik eben vermieden. Die „agoraphobe" Lösung ist also aufs Ganze gesehen als maladaptiv zu bewerten.

Für eine therapeutische Aufgabenstellung ergibt sich die Frage, welcher der beiden Beschreibungsansätze fruchtbarer ist. Durch die mit der Schematherapie vorgegebene Bewertung der Emotion als adaptiv oder eben maladaptiv, wird der Blick besonders unmittelbar auf die therapeutische Aufgabe im Sinne einer Förderung funktionaler Anpassung bzw. Bewältigung gelenkt. In der personzentrierten wie auch psychoanalytischen Formulierung solch prozessualen Geschehens wird dagegen durch das Benennen des jeweiligen Abwehrmusters der innerpsychische Wirkungszusammenhang und die damit im Zusammenhang stehende Persönlichkeitsproblematik des Klienten differenzierender in den Blick genommen. Aber insgesamt bestehen, wie aus der oben aufgeführten Skizze hervorgeht, zwischen beiden Ansätzen deutliche Ähnlichkeiten. Der oben angedeutete Vorgang der *Verschiebung* (s. S. 32) wurde hier als *vermeidendes Bewältigungsschema* bezeichnet. Gemeint wird aber jeweils das gleiche Phänomen, die Bewältigung per Vermeidung sowie das „Schematische" des Vorgangs; dieses ist im Abwehrbegriff impliziert. In der Schematheorie werden die einzelnen Aspekte des Abwehrvorganges stärker systematisch auseinandergefaltet, was didaktisch von Vorteil sein kann. Es wird aber in beiden Beschreibungsweisen angenommen, dass die durch die Abwehr bzw. Vermeidung bewirkte Emotion zwar unmittelbar entlastend, längerfristig aber für die Selbstentwicklung eher hinderlich ist. Deshalb gilt in beiden Konzeptionen, dass die therapeutische Arbeit sich zwar zunächst mit den unmittelbar sich zeigenden, also den expliziten Emotionen befasst (im gegebenen Kontext oft die *maladaptiven, primären Emotionen*). Dies genau entspricht auch dem personzentrierten Vorgehen im Rahmen der Praxis des *einfühlenden Verstehens*. Außerdem korreliert es mit dem Diktum Freuds (1911/1975) in der therapeutischen Arbeit immer von der „jeweiligen psychischen Oberfläche" auszugehen. Dann aber sollte (unter Beachtung der jeweiligen Belastungsfähigkeit des Klienten) nach der abgewehrten Emotion und dem impliziten Bedürfnis gefragt werden, weil in ihrer Aktivierung oft ein die Selbstentwicklung förderliches, aus der Sackgasse problematischer Kompromissbildung herausführendes Element liegen kann. Es besteht aber auch die Gefahr, dass ein zu frühes und zu „kompaktes" Ansprechen von z.B. Ärgergefühlen erneut Ängste und *Abwehr* bzw. *Vermeidung* auslöst. *Abwehr* oder *Bewältigung* bzw. *Vermeidung* werden übrigens in beiden Ansätzen im geschilderten Zusammenhang jeweils als nichtbewusste, unwillkürliche Beeinflussung von Emotionen, im Sinne ihrer Transformation, konzipiert.

Die dargestellte Grundproblematik von Personen mit zumindest „unterschwelliger" Selbstunsicherheit, Verlassenheits- sowie Insuffizienzängsten und mit generell erhöhter Angstanfälligkeit bzw. einem Mangel an Angsttoleranz (auf dem Boden eines tendenziell fragilen Selbst), und der Neigung, in Partnerschaften Anlehnungsbeziehungen zu einer Führungsfigur zu suchen, finden sich, wenn auch im unterschiedlichen Ausmaß, bei vielen Klienten, die in der ICD-11 und im DSM-5 unter der Rubrik verschiedener Angststörungen dargestellt sind, wie:

- **Störung mit Trennungsangst (DSM-5, F93.0):** Aspekte diese Störungen wurden im Beispiel oben auch erörtert: Die Klienten haben übermäßige Angst vor dem Alleinsein sowie vor der Trennung von ihren Bezugspersonen, ständiges angstvolles Sich-Sorgen, diesen könnte ein Unglück zustoßen.
- **Agoraphobie (DSM-5, F40.00):** Angst vor Menschenansammlungen auf Plätzen, Straßen usw. Dies ist meist eine Angst vor dem schutzlosen Ausgesetztsein in der Öffentlichkeit bei befürchtetem Versagen des eigenen Körpers durch Schwindel, „Herzattacken" oder plötzlichen Ohnmachtsanfällen mitten in einer „Menschenmenge". Deshalb angstvolle Suche nach vertrauten Begleitpersonen.
- **Panikstörung (DSM-5, F41.0):** Ist öfter mit der Agoraphobie assoziiert. Anfallsartige, oft „grundlose" Ängste von 10–20 Minuten Dauer mit Zittern, Schwitzen, Atemnot, „Herzrasen", Todesängste vor Herzversagen.
- **Soziale Phobie (DSM-5, F40.10):** Ängste, die man im weiteren Sinne als Inkomptenzängste fassen kann: Ängste, sich durch irgendeine Ungeschicklichkeit zu blamieren, Ängste, sich vor weniger vertrauten Personen durch eine Unzulänglichkeit „lächerlich" zu machen. Solche Befürchtungen treten jedoch nicht im sehr vertrauten Kreis auf. Auch hier spielt insofern der Verlust von Geborgenheit und von Sicherheit, anerkannt zu werden, eine Rolle.
- **Generalisierte Angststörung (DSM-5, F41.1):** Ängste vor verschiedenen Gefahren, fast ständiges angstvolles Besorgtsein in Bezug auf sehr verschiedene Angstquellen, dadurch häufig angespannte Ruhelosigkeit.

- **Abhängige Persönlichkeitsstörung (DSM-5, F60.7):** Insuffizienz-Ängste gegenüber vergleichsweise auch leichten Alltagsaufgaben. Deshalb Suche nach enger, durch Überanpassung gekennzeichneter Beziehung zu einem Partner, der Führsorge- und Unterstützungsaufgaben übernimmt sowie notwendige Entscheidungen trifft. Häufig geplagt von Ängsten, verlassen zu werden und damit jede Sicherheit und Geborgenheit zu verlieren.

Personen mit den sogenannten einfachen Phobien, wie z. B. einer Höhenphobie, haben demgegenüber ein stabileres Selbst und sind deshalb in der Lage, ihre Ängste in einem sehr umschriebenen Symptom so zu „binden“, dass sie in der Regel in den alltäglichen Abläufen kaum behindert werden (Hoffmann & Bassler, 2002).

2.5 Therapiepraxis

Das hier erörterte „Vorwissen“ über abwehrbedingte Erlebenszusammenhänge soll die therapeutische Empathie in ihrer präzisen Feinfühligkeit und dem Erahnen „unterschwelliger“ Gefühle fördern. Dazu die folgenden Fallbeispiele: Wir kommen auf die o. g. 43-jährige Klientin mit einer Agoraphobie mit Panikattacken zurück. Wir hatten schon angedeutet, dass die Klientin bei einer ihrerseits ängstlichen, aber auch überprotektiven Mutter aufgewachsen ist, die die Klientin ständig vor den Gefahren des Lebens warnte und ihr wenig Freiraum zu Autonomieentwicklung gab. So konnte die Klientin weder ein Vertrauen in sich selbst noch in die Welt, als eine nicht nur „böse“, entwickeln. Da die Mutter in fast aufdringlicher und auch einengender Weise ständig an ihrer Seite war, konnte sie auch nicht lernen, das (entwicklungsfördernde) Bild einer einfühlsamen, nur wenn nötig auch behütenden Mutter zu verinnerlichen. Das führte dazu, dass die Klientin später in ihrer Partnerschaft eine Sicherheit gewährende, Lenkung und Orientierung vermittelnde Führungsfigur suchte, die jeder Zeit Hinweise, Informationen und Ratschläge gab, und auf die sie sich stets verlassen wollte, deren Gegenwart sie aber auch ständig nötig hatte. Als der Partner wegen einer Geschäftsreise abwesend war, stellte sich bei ihr eine Agoraphobie ein.

Eine wesentliche therapeutische Aufgabe, das Verstehen und Erkunden des Abwehr-bedingten emotionalen Prozesses bzw. das Explizieren der affektiven und kognitiven Schemata (Sachse, 1992) kann, um eine erlebenshafte Verankerung zu erreichen, nur in kleinen Schritten vorgenommen werden. Das Besondere bei den o. g. Klienten ist, dass sie sich durch die empathischen Reaktionen der Therapeutin nicht sofort zu einer intensiven Selbstexploration anregen lassen, in der sie sich, wie in einem inneren Zwiegespräch, nur mit sich selbst auseinandersetzen. Denn dies würde ein Ausmaß von Autonomie und Selbstsicherheit voraussetzen, über das diese Klienten eben noch nicht verfügen. Vielmehr ist damit zu rechnen, dass sie die Therapeutin oft um Rat und Stellungnahmen bitten und auch außerhalb der Therapie sich ihrer möglichst jederzeitigen Erreichbarkeit sicher sein wollen. Das letztgenannte Bedürfnis entspricht der aus Kindertagen herrührenden mangelnden Möglichkeit, das Bild einer guten Schutzfigur so zu verinnerlichen, dass deren reale Gegenwart nicht immer nötig ist (die o.g. „Objektkonstanz"). Natürlich sollte die Therapeutin solchen Beziehungserwartungen nicht vorbehaltlos entsprechen, schon um einen möglichen Weg zur Autonomieentwicklung nicht von vorneherein zu blockieren. Allerdings muss es auch bei diesen Klienten das therapeutische Anliegen sein, sie dort „abzuholen, wo sie stehen" und das heißt, die Erwartungen nach Anleitung und Ratschlag nicht nur zu frustrieren. Es gilt, die diesen Erwartungen zugrunde liegende Bedürftigkeit verstehend so zu thematisieren sowie auch begrenzt entgegenzukommen, dass ihre Modifikation ermöglicht wird und die Klienten zunehmend selbstsicherer und autonomer werden.

2.5.1 Beruhigen, informieren und Selbstvertrauen stärken

Wegen der oben geschilderten Merkmale kann es bei Klienten, bei denen die ängstliche Angespanntheit sehr ausgeprägt sind, empfehlenswert sein, in den ersten ein bis drei Sitzungen in einem „entangstenden" und das Selbstvertrauen stärkenden Sinne auf die entsprechenden Unsicherheiten und Ängste einzuwirken. Hierzu kann schon ein kurzes Informationsgespräch dienlich sein, in dem u.a. eine mögliche Diagnose genannt wird, wenn die Klienten eine entsprechende Frage andeuten. Viele dieser Klienten erleben es sehr entlastend, dass ihre Störung einen Namen hat und keinesfalls etwas völlig Ungewöhnliches ist, und der Klient sich auch nicht um seine körperliche Gesundheit Sorgen machen muss (Binder, 2011). Außerdem kann es diese Klienten beruhigen, wenn das therapeutische Vorgehen kurz erläutert wird.

Bei einer Klientin, die neben ihrer Agoraphobie auch Panikattacken oder nur eine Panikstörung hat, könnte es sein, dass sich eine Panikattacke auch einmal in der therapeutischen Praxis ereignet, und die Klientin könnte am ganzen Leibe zitternd, heftig und keuchend atmend, mit angstverzerrtem oder verzweifeltem Gesicht vor der Therapeutin sitzt. Hier käme es zunächst auf die sehr beruhigend und auch suggestiv gesprochene Information an, dass ihr, der Klientin, nichts Schlimmes passieren könne, da sie körperlich ganz gesund sei, wie viele ärztliche Untersuchungen erwiesen hätten, und dass die Angst in wenigen Minuten abklingen würde. Wenn die Angstattacke, die meist nie länger als 10–

20 Minuten dauert, abgeklungen ist, sollte die Klientin über einige wesentliche Punkte dieser Störung informiert werden, wie oben schon angedeutet. Denn solche Wissensvermittlung, einschließlich der Mitteilung, dass diese Erkrankung gut erforscht ist, und man an ihr nicht sterben kann, stärkt das Kompetenz- und Sicherheitsgefühl, da so zumindest mental die Klientin sich der Erkrankung weniger ausgeliefert fühlt.

Es kommt bei vielen Klienten mit Angststörungen darauf an, sie zunächst zu ermutigen, d. h. das Selbstwerterleben zu verbessern, das Selbstvertrauen zu stärken und ihre Ressourcen zu aktiveren. Das geschieht schon zum guten Teil durch die achtsame Zugewandtheit und wertschätzende Haltung der Therapeutin und das Erleben des Verstandenwerdens seitens der Klienten. Durch Interventionen wie dem *Selbstöffnen* und zwar im Sinne des Mitteilens einer positiven, bestätigenden Resonanz (Finke, 2019, S. 103f.) kann der Selbstunsicherheit der Klienten entgegengewirkt werden. Dem Merkmal der unbedingt positiven Beachtung wird man u. a. durch die anteilnehmende Geduld entsprechen, immer wieder empathisch auf die Schilderungen der Angstsymptomatik und die geäußerten Befürchtungen, es könnte doch eine körperliche Erkrankung, z. B. des Herzens, „dahinterstecken", einzugehen. Im Rahmen des üblichen personzentrierten Vergegenwärtigens des Angsterlebens wird die Therapeutin immer wieder einmal formulieren:

- Mitteilen von zustimmender Anteilnahme

T: Ich freue mich, dass Sie trotz Ihrer Ängste den Weg zu mir auf sich genommen haben. Da haben Sie viel Stärke gezeigt.

- Mitteilen von positiven Bewertungen

T: Ich bewundere Sie, dass Sie die lange Fahrt in dem vollen Bus schon ganz ohne Begleitung durchgestanden haben.

- Sich solidarisieren durch Mitteilen von Ähnlichkeit

T: Das kann ich gut nachempfinden, solche Ängste, sich ganz unerwartet plötzlich völlig allein zu fühlen, habe ich auch schon einmal erlebt.

2.5.2 Gefühle identifizieren, differenzieren und amplifizieren

Relativ spontan werden viele Klienten vor allem die körperlichen Aspekte ihrer Platzängste thematisieren (Schwindel, Herzrasen, Ohnmachtsneigung), dann aber auch ihre Einsamkeitsängste. Beim Amplifizieren dieser Einsamkeitsängste bzw. Verlassenheitsängste und beim behutsamen erkunden des Bedeutungsumfeldes dieser Ängste wird das starke Bedürfnis nach Sicherheit und Geborgenheit durch die Nähe einer schutzvermittelnden Person und damit auch ihre Insuffizienzbefürchtungen angesichts von Alltagsaufgaben zur Sprache kommen. Auch das Ansprechen frustrierter Bedürfnisse, z. B. solche nach Autonomie und Anerkennung, kann jedoch adaptive Gefühle wie Ärger und Zorn deutlich werden lassen, die die Klienten sich jetzt viel eher eingestehen können (Herrmann et al., 2018). Die Bedingtheit von Gefühlen durch die verunsichernden Einflüsse ihrer früheren und auch durch die gegenwärtigen Bezugspersonen sollte im Verlauf der weiteren Therapie ein Thema sein. Denn durch die Vergegenwärtigung der Entstehungsbedingungen dieser Gefühle erschließen sich deren Bedeutungsgehalte in erweiterter und veränderter Form. Dabei ist davon auszugehen, dass schon das Wahrnehmen und Benennen eines Gefühls dieses ändert. Durch das Benennen ändert sich der semantische Gehalt eines Gefühls. Die Vieldeutigkeit eines nur unterschwellig diffus erspürten Gefühls wird dabei in semantische Eindeutigkeit überführt, d. h. der Bedeutungsgehalt eines Gefühls wird fokussiert und von den Bedeutungen der „Nachbar-Gefühle" abgegrenzt (Hofmann, 2018). Dieser Prozess der Identifizierung und Differenzierung von Gefühlen fördert sowohl die Bewusstheit der Gefühle wie die Möglichkeit einer inneren Distanznahme zu ihnen und damit deren Kontroll- und Regulationsfähigkeit. In einer Vielzahl von Studien konnte genau dieses gezeigt werden (Holodynski, 2017). Das verstehende Erfassen des semantischen Zusammenhangs eines Gefühls mit anderen Gefühlen, Erinnerungen und Motiven führt zu einem Um- und Neubewerten von Gefühlen und d. h. auch zu einer Änderung des basalen Erlebens sowie auch zu einer Neubewertung zentraler Beziehungsepisoden. Durch ein feinfühliges Nacherleben der Gefühle der Klientin soll diese angeregt werden, sich mit ihren eigenen Gefühlen auseinanderzusetzen und dabei neue Sinnzusammenhänge zu entdecken:

BEISPIEL

T: Dieses Erleben von Einsamkeit ängstigt Sie sehr?
T: Sie fühlen sich in einer solchen Situation durch die Angst wie gelähmt und völlig unfähig dagegen etwas zu unternehmen?
T: Obwohl Ihr gemütliches Zimmer Ihnen so vertraut ist, fühlen Sie sich dann dort ganz unsicher und wie von aller Welt verlassen.
T: Oft wissen Sie dann selbst nicht recht, was Sie eigentlich so ängstlich macht?
T: In Gegenwart Ihres Mannes fühlen Sie sich dann ganz sicher, wie in einer gut befestigten Ritterburg. Und dieses Gefühl, wie durch heldenhafte Ritter beschützt zu sein, hatten Sie früher auch bei ihrer Mutter?

Die Therapeutin wird also den „Bedeutungshof" des genannten Gefühls zusammen mit der Klientin erkunden und erweitern. Sie wird dabei ähnliche Gefühle und ihre jeweiligen Nebenbedeutungen und ihre motivationalen Konsequenzen benennen und dabei z. B. Metaphern, märchenhafte Sinnbilder und Mythen gebrauchen, um ein erlebensnahes Antworten zu ermöglichen, in denen auch lebensgeschichtliche Aspekte der Klientin eingefangen werden. Soll einerseits hierdurch die Klientin zur Selbstexploration und zum Spiel mit Fantasien beim unbekümmerten Erforschen der eigenen „inneren Welt" angeregt werden, so soll sie sich andererseits auch in ihrem lebensgeschichtlichen „Gewordensein" verstehen können. Auch dabei der Klientin zu helfen, sollte schon der Anspruch einer humanistischen Psychotherapie sein.

2.5.3 Abgewehrte Gefühle und Bedürfnisse evozieren und legalisieren

Das abgewehrte Gefühl ist hier besonders der Ärger, der Zorn auf die relevante Bezugsperson. Dieses Gefühl und das damit verbundene Bedürfnis nach Autonomie und Eigenständigkeit zu evozieren und zu legalisieren, ist deshalb bedeutsam, weil dieses Gefühl des Zorns und der Empörung ein Mittel gegen Angst, Selbstunsicherheit und Unterwerfungsbereitschaft sein kann. Gleichzeitig gefährden im Erleben der Klientin solche Gefühle der Aggression und des Protestes die für das Bedürfnis nach Geborgenheit in menschlicher Nähe wichtige Partnerschaft, sodass die Therapeutin sich diesem Themenkreis behutsam annähern und auch mit einer anfänglichen Abwehr rechnen sollte. Ein Weg dahin kann es sein, zunächst das o. g. Bedürfnis nach Geborgenheit anzusprechen und es dabei anzuerkennen, und dann erst das Erleben ihrer Frustration in Form von Zorn zu thematisieren (s. u.).

Die Therapeutin hatte schon früh die Unterwerfungsbereitschaft der Klientin gegenüber ihrem Ehemann aufgrund ihrer Verlassenheitsängste erkannt und sie beginnt nun den Zorn zu erahnen, der mit dieser Unterwerfung und dem Verzicht auf jedes Selbstsein verbunden sein muss. Das Ausleben dieses Zorns würde aber eben für die Klientin die Gefahr von Einsamkeit bedeuten, da in der Vorstellung der Klientin der Mann sie dann verlassen würde. Die Therapeutin beginnt zu überlegen, wie sie den Zorn so maßvoll evozieren kann, dass die Klientin nicht in panische Trennungsangst verfällt, sodass sie den Zorn erneut abwehren würde. Das Eingeständnis von zumindest gemäßigtem Zorn könnte die Klientin schließlich dazu bewegen, mit ihrem Mann in einen Austausch über die gegenseitigen Beziehungserwartungen einzutreten. Bisher jedoch wird durch den zwar verleugneten bzw. projizierten, aber „unterschwellig" wirksamen Zorn die panische Trennungsangst, die vielleicht auch Elemente eines uneingestandenen Trennungswunsches enthält, immer wieder neu entfacht. Abgewehrte Gefühle lassen sich oft gut in ihrem interaktionellen Kontext klären, d.h. in der Erörterung der Beziehung zu den Bezugspersonen, denen das abgewehrte Gefühl gilt.

BEISPIEL

T: Sie sagten neulich, dass Sie sich mit Ihrem Mann meist recht gut verstehen.
K: Ja, das ist so.
T: In Gegenwart Ihres Mannes fühlen Sie sich auch sehr geborgen. Wann ist das ganz besonders so?
K: Wenn wir gemeinsam spazieren gehen.
T: Dann ist es so richtig harmonisch zwischen Ihnen. Und wann ist es für Sie etwas angespannter?
K: Wenn er immer seinen Kopf durchsetzen will, bei den Urlaubsplänen und so.
T: Da würden Sie sich wünschen, auch mal mitbestimmen zu können, aber Sie geben dann immer klein bei, und das ärgert Sie dann schon etwas?
K: Och, Ärger würde ich nicht sagen, aber es ist schon nicht so schön.
T: Ärger ist für Sie ein zu starkes Wort. Wie würden Sie Ihr Gefühl hier benennen?

Da viele der hier gemeinten Klienten nur über ein „fragiles Selbst" verfügen (s.o.), muss die Therapeutin bei der Auflösung der Abwehr sehr behutsam vorgehen. Das aber tut die personzentrierte Therapeutin eigentlich ohnehin, insofern sie nämlich zunächst weitgehend aus dem Bezugsystem der Klientin versteht, also das Selbstverständnis der Klientin einschließlich der dort verankerten Abwehr sehr respektiert und nicht im Sinne einer rigorosen Enthüllungshermeneutik sofort infrage stellt. Denn für diese Klienten mit ihrer geringen Angst-, Frustrations- und Ambivalenztoleranz könnte ein forciertes Auflösen der Abwehr eine übergroße Belastung sein oder die Abwehr nur massiv erhöhen, sodass u. U. ein therapeutischer Zugang zum Klienten kaum noch gegeben wäre.

Klienten mit den o. g. Persönlichkeitszügen neigen dazu, auch zur Therapeutin ein Anlehnungsverhältnis herzustellen, indem sie um Ratschläge oder Zustimmung zu eigenen Entscheidungen drängen und deren möglichst ständige Erreichbarkeit sicherstellen wollen. Die dabei fast unvermeidlichen Enttäuschungen lösen natürlich auch Ärger aus. Diesen sich und der Bezugsperson auch einzugestehen, sollte gerade bei diesen aggressionsgehemmten Klienten ein Ziel sein. Dies sollte die Therapeutin im Sinne des *Beziehungsklärens* (Finke, 2019) gelegentlich behutsam ansprechen, um der Klientin zu ermöglichen, sich mit ihren autonomieverhindernden Beziehungserwartungen auseinanderzusetzen. Letzteres ist ihr in der therapeutischen Beziehung u. U. leichter möglich, als in der Beziehung zur zentralen Bezugsperson.

BEISPIEL

T: Nur wenn Sie das Gefühl haben, dass ich hinter Ihnen stehe, können Sie sich mit Ihrer Entscheidung sicher und ohne Angst fühlen?

T: Und wenn Sie mich dann mal nicht erreichen können, kommt da bei Ihnen sicher auch etwas Ärger auf mich hoch. Vielleicht ärgern Sie sich dann aber auch etwas über sich selbst, dass Sie sich so abhängig von mir fühlen?

T: Das klingt jetzt so, als ob Sie auf mich nie ärgerlich sein dürften. Ich fände es schön, wenn wir uns unseren gelegentlichen Ärger gegenseitig mitteilen könnten.

Zentrales Bedürfnis klären und anerkennen

Weil es mit Angst vor Beziehungsverlust verbunden ist, fällt es der Klientin schwer, unverhüllt von ihrem Ärger, ihrem Zorn, also dem abgewehrten Gefühl, nicht nur zu sprechen, sondern sich dieses Gefühl überhaupt einzugestehen. Denn sie befürchtet eben, durch solche Gefühle die Beziehung zu ihrem Partner oder eben auch zur Therapeutin zu gefährden. Etwas weniger problematisch aber dürfte es für sie sein, über das Bedürfnis zu sprechen, dessen Frustration Ärger und Zorn erst ausgelöst hatten. Dies ist das Bedürfnis nach einem eigenen Selbstsein, zunächst aber nur das gelegentliche Realisieren eigener Interessen und Neigungen. Die intensive Vergegenwärtigung dieser Bedürfnisse und die Anerkennung ihrer Berechtigung wird den Klienten helfen, die Ängste, die mit ihrer Durchsetzung verbunden sind, zu überwinden und Wege zu ihrer schrittweisen Realisierung zu finden (Herrmann et al., 2018).

BEISPIEL

T: Sie würden sich wünschen, dass Ihr Mann auch einmal auf Ihre Interessen eingehen würde.
K: Das fände ich schon schön. Aber er kümmert sich ja auch um die ganze Organisation dieser Reisen.
T: Aber Sie würden sich zu Recht freuen, wenn er trotzdem auch mal nach Ihren Wünschen fragen würde.

Wenn die Klienten das bisher unterdrückte Bedürfnis als für sie gültig anerkennen können, fällt es ihnen leichter zu beginnen, auch das mit dieser Unterdrückung verbundene, aber abgewehrte Gefühl anzuerkennen. Dies ist besonders dann der Fall, wenn zunächst die positiv erlebten Aspekte der Beziehung thematisiert werden:

BEISPIEL

T: Wenn ich Sie recht verstanden habe, erleben Sie Ihren Mann von den Menschen um Sie herum am hilfreichsten für Sie. Das ist für Sie eine rundherum schöne Beziehung?
K: Eigentlich schon. Na, manchmal ist es auch etwas schwierig. Ich muss mich oft nach ihm richten.
T: Aber Sie würden ihm das nicht so gern sagen wollen?
K: Das würde ja doch nichts ändern. Er hat dann immer seine Gründe, warum es gerade so sein muss, wie er es will.
T: Und das Ihre Gründe dann gar nicht zählen, ist dann immer sehr enttäuschend für Sie?

Die Therapeutin sagt „enttäuschend“ statt „ärgerlich“, um bei der Auflösung der Abwehr sehr behutsam vorzugehen. „Enttäuschung“ ist für das Selbstverständnis der Klientin akzeptabler als „Ärger“, da das letztgenannte Gefühl für die Klientin zu sehr mit Protest und Empörung verbunden sein könnte, also mit für die Klientin Beziehungen infrage stellenden Haltungen und Gefühlen. Denn für diese Klientin mit ihrer geringen Angst-, Frustrations- und Ambivalenztoleranz könnte ein forciertes Auflösen der Abwehr eine übergroße Belastung sein oder die Abwehr sogar massiv erhöhen, sodass u. U. ein therapeutischer Zugang zur Klientin kaum noch gegeben wäre. Die Therapeutin wird deshalb das Phänomen der Abwehr eher indirekt formulieren: „So ein richtiges Zornig-Sein könnten Sie bei sich kaum akzeptieren". – „Das könnten Sie nicht als zu Ihnen gehörend erleben". – „Dass Sie manchmal doch solche Zorngefühle haben könnten, beschämt Sie fast ein bisschen". So könnte die Therapeutin versuchen, das Selbst- und das Beziehungskonzept der Klientin nur in sehr kleinen Schritten infrage zu stellen, und dabei die selbstwertstabilisierende Funktion der Abwehr zu beachten.

Es kann für viele Klienten befreiend sein, ihr eigenes „Gewordensein" zu reflektieren und dadurch manche von ihnen selbst als „abnorm" empfundenen Ängste besser verstehen und akzeptieren zu können. Dies könnte z. B. gegeben sein, wenn sie z. B. in einer Art Selbstempathie nachvollziehen, wie sie schon als Kind von der Mutter überbehütend gegängelt und von jedem neugierigen Erkunden der Welt durch den Verweis auf die vielfältigen Gefahren solchen Tuns abgehalten und so auch hinsichtlich ihres Selbstvertrauens entmutigt wurden.

Wenn die Klienten die hinter ihrer Ängstlichkeit liegende Selbstunsicherheit mit den impliziten Entmutigungs- und Verunsicherungsstrategien der Mutter in Verbindung bringen können, dürfte das für sie auch von Selbstvorwürfen befreiend sein. Diesen lebensgeschichtlichen Kontext herauszuarbeiten kann die Klienten auch von Schuld- und Schamgefühlen entlasten, insofern sie sich nun sagen können, nicht allein für ihre „Lebens- und Leistungsangst" verantwortlich zu sein.

2.5.4 Verzicht auf Vermeidung

Bei der Behandlung von „Angst-Klienten" gehört es zum allgemein anerkannten Standard, die Neigung zur Vermeidung von ängstigenden Situationen, z. B. „Menschenansammlungen", so zu thematisieren, dass die Klienten motiviert werden, gegen diese Neigung „anzukämpfen", da das Vermeiden zwar im Augenblick entlastend wirkt, auf die Dauer aber mit der Gefahr der Chronifizierung und Verschlimmerung des Leidens verbunden ist. Dies betrifft im o. g. Fall zunächst das Vermeiden, alleine auszugehen, sodann das Vermeiden von konfliktträchtigen Gesprächen mit dem Partner, Gespräche, in denen die gegenseitigen Erwartungen zu verhandeln sind. In der Regel empfiehlt es sich, um die Klienten nicht zu überfordern und zu entmutigen, mit ihnen verschiedene Schwierigkeitsstufen der Umsetzung zu erörtern.

3 Ärger, Wut, Zorn und Hass

Die hier zu besprechenden Gefühle werden häufig unter dem Stichwort der „Aggressionsgefühle" zusammengefasst; ein Begriff, der, obwohl vielschichtig, in unserer Kultur eher negativ konnotiert ist, da mit ihm meist mehr oder weniger ungehemmte Gewaltausübung assoziiert wird (Weber, 1994). Wenn man demgegenüber eine offensive von einer defensiven Aggression unterscheidet, so wird letztere als „Gefahrenabwehr", als Ermöglichung der Selbsterhaltung in den Augen der meisten als gerechtfertigt erscheinen. Wenn es aber um das Bedürfnis nach Selbstentfaltung geht, so wird eine Beurteilung schon differenzierter sein müssen, weil hier auch der gesellschaftliche Kontext zu berücksichtigen ist. Eine Selbstentfaltung, die auf die Bedürfnisse anderer wenig Rücksicht nimmt, ist in einem „bösen" Sinne eine offensive. Sie kann explizit oder zumindest implizit als gewaltförmig erlebt werden, sofern sie sich „rücksichtslos" gegen die Interessen anderer durchsetzen will. Sie wird deshalb gelegentlich auch als destruktiv bewertet. Eine Selbstentfaltung, die sich begrenzt, um die Interessen anderer nicht zu übergehen, ist dagegen jene positiv konnotierte, von der bei Rogers so oft die Rede ist. Hier zeigt sich aber das Problem der Definition von „Interessen". Je nach situativem Kontext wird hier unsere Bewertung unterschiedlich sein. Wenn von einem Politiker oder Industriemagnaten anerkennend gesagt wird, dass er durchsetzungsfähig und führungsstark wäre, was immer das Sich-Behaupten und Sich-Durchsetzen gegen die „Interessen" anderer impliziert, möchten wir unsere Bewertung vielleicht vorerst lieber offenhalten. Und genau das wollen wir als Berater und Therapeuten gegenüber unseren Klienten ohnehin tun. Aber auch hier ist, wie etwa im sportlichen Rivalisieren, jenes „energetische" Potenzial, jener individuelle Entfaltungswille wirksam, der in unserer individualistischen Kultur positiv beurteilt wird.

Zu den Aggressionsgefühlen gehören vor allem solche, die gemeinhin als Ärger bezeichnet werden, sowie auch solche, bei denen wir wegen der Steigerung ihrer Heftigkeit von „Wut" sprechen. Zwischen Ärger und Wut könnte man hinsichtlich des Ausmaßes der Heftigkeit Zorn und Empörung platzieren. Diese sind meist aber länger anhaltend als Wut. Außerdem werden dem Zorn und der Empörung u.U. auch moralische Qualitäten zugesprochen, nämlich dann, wenn sie in einem Protest gegen soziale, gesellschaftliche oder rechtlich Missstände fundiert sind, und sie sich auf den „heiligen Zorn" angesichts dieser Missstände berufen können. Die vielbesprochenen „Wutbürger" müsste man vom Standpunkt der hier vertretenen Definition eher „Zornbürger" nennen, schon, weil diese meist auch versuchen, ihre Empörung ideologisch zu rechtfertigen und diese auch unter diesem Vorzeichen publizitätswirksam zu inszenieren versuchen. Dagegen neigt der von einem Wutanfall Betroffene eher dazu, sich anschließend genau dessen zu schämen. Denn der oft explosionsartige Charakter der Wut ist es, der zu einer gesellschaftlichen Ächtung dieses Gefühls führt, das oft als Ausdruck von „primitiver Unbeherrschtheit" gewertet wird. Zu den Aggressionsgefühlen gehört schließlich auch der Hass, oft in Begleitung von Neid. Hass ist in der Regel ein lang anhaltendes Gefühl, das oft in eine tiefe Ressentimenthaltung übergeht und weitgehend konstant auf eine bestimmte Person gerichtet ist (Demmerling & Landweer, 2007).

3.1 Erscheinungsbild

Die Weise, wie sich Ärger bemerkbar macht, also der Ausdruck von Ärger, kann bekanntlich sehr unterschiedlich sein. Dieser unterschiedliche Ärgerausdruck hat natürlich zu tun mit der Persönlichkeitsstruktur der sich jeweils Ärgernden, d.h. ihrer Weise, Ärgergefühle (weitgehend unbewusst) zu regulieren. Hinsichtlich der „problematischen", Regulationsweisen, die von den Betreffenden selbst meist auch so empfunden werden, lassen sich eine Über- und eine Unterregulation von Ärgergefühlen unterscheiden. Bei der ersteren unterscheiden wir wiederum eine Ärgerhemmung von einer Ärgerunterdrückung. Dieser Unterschied ist nicht nur für den Betreffenden, sondern auch für den Außenstehenden erleb- und beobachtbar, wie im Folgenden deutlich werden soll.

3.1.1 Gehemmter Ärger

Hier sind Ärgerphänomene für den Außenstehenden selten erkennbar und die sich so Ärgernden selbst scheinen in der Regel, Ärgergefühle kaum jemals zu verspüren. Er äußert sich am ehesten als passiver Ärger in Form von längerem Schweigen, „Trödeln", Kommunikationsverweigerung durch behauptete Schwierigkeiten beim Hören oder Sich-Erinnern (Kast, 1998). Die Betreffenden scheinen sich in diesem Verhalten gar nicht als verärgert zu erleben, das Ärgererleben scheint hier sehr basal blockiert, es wird per Verleugnung (unbewusst) abgewehrt. Lediglich in Situationen, in denen die Bezugsperson besonders wenig Rücksicht nimmt auf die Interessen und Belange der Betroffenen, können diese im Ansatz Ärger, oft in Form von Unzufriedenheit und Missmut empfinden.

3.1.2 Unterdrückter Ärger

Ärger und besonders Wut treten hier sehr unterkühlt in Erscheinung. Die Betreffenden sprechen plötzlich mit auffallend leiser Stimme und ihre Entwertungen drücken sich eher in Ironie und Sarkasmus aus. Der dabei im Hintergrund wirkenden Aggressivität wird man manchmal erst im Nachhinein gewahr. Dieser eher indirekte Ausdruck von Ärger kann sich auch in einem penetranten und verbissenen Festhalten an einer bestimmten Meinung oder einem Widerspruch zur Meinung anderer zeigen. Diese Personen, oft mit hoher Ordnungsliebe, dem Bedürfnis nach absoluter Regelkonformität und mit geringer Uneindeutigkeitstoleranz, können sich ständig über Dieses und Jenes ärgern, einen Ärger, den sie aber meist „herunterschlucken". Wenn man sich als Außenstehender sensibel einstellt, kann man ihnen oft eine atmosphärische Angespanntheit erspüren. Sie wirken leicht reizbar, scheinen ständig die „geballte Faust in der Tasche" zu tragen. Hier liegt eine Überregulation von Ärgergefühlen vor, wie man sie häufig bei zwanghaften Personen sehen kann, besonders bei Klienten mit einer zwanghaften Persönlichkeitsstörung. Diese Personen haben meist ein hohes Ideal von Selbstkontrolle und würden das „Ausrasten" in einem Wutanfall als besonders beschämend empfinden (Teusch, 2018).

3.1.3 Unterregulierter Ärger

Hier sind Personen gemeint, die sich offen und meist auch heftig ärgern. Sie haben dabei meist ein hohes Sprechtempo und eine eher laute Stimme und sie zeigen ihre Erregung durch ein stärkeres Gestikulieren. Im Zustand der Wut treten diese Merkmale natürlich in gesteigerter Form in Erscheinung und werden u.U. noch ergänzt durch einen „hochroten Kopf" und ein Beleidigungen, Entwertungen und Kränkungen ausstoßendes Schimpfen. Dies zeigt oft an, dass der Betreffende sich selbst gekränkt oder entwertet fühlt und durch eben diese Wut sein Selbstwertgefühl wieder heilen will. Und tatsächlich kann man in solch einem Wutanfall auch ein Gefühl von Macht, Triumpf und Stärke erleben, sodass die Wut auch sehr „energetisierend" wirken kann (Kast, 1998). Personen, die häufig wütend „ausrasten", bei denen man also eine Unterregulation von Ärgergefühlen diagnostizieren kann, suchen manchmal auch diesen vitalisierenden, das Gefühl von Macht vermittelnden Effekt. Sie benötigen diesen Effekt, um ihr labiles, sehr leicht verletzbares Selbstwertgefühl wieder anzuheben. Dieser emotionale Zusammenhang dürfte besonders bei vielen Klienten mit einer Borderline-Persönlichkeitsstörung gegeben sein.

3.2 Anlass von Ärger, Wut und Zorn

Ärger entsteht, wenn Personen sich in ihrem Selbstwerterleben verletzt und beschädigt, sich in ihrer „inneren Welt“, ihren Neigungen und Bedürfnissen bedrängt und eingeengt oder nicht berücksichtigt sowie in ihrer Selbstentfaltung behindert fühlen. Man könnte dies in einem weiteren Sinne unter der Bezeichnung „Selbstwertverletzung“ und „Selbstentfaltungs-Behinderung“ subsummieren. Hier sind aber unterschiedliche Formen zu unterscheiden.

Ein Mangel an positiver Beachtung, das Erleben, „übersehen“ zu werden, kann bei hier sensiblen Personen eine schwere Verletzung des Selbstwerterlebens bedeuten, die mit Ärger oder Wut beantwortet wird. Rogers (2020, S. 34) hat eindringlich auf das Bedürfnis des Menschen nach eben dieser „positiven Beachtung“ („need for positive regard“) besonders in der Kindheit hingewiesen. Hier besteht dieses Bedürfnis aber nicht nur wegen der Abhängigkeit des kleinen Kindes von elterlichem Schutz und Versorgung. Vielmehr braucht das Kind auch die von solchen Funktionen zweckentbundene Zuwendung. Vor allem die Bindungstheoretiker (Strauß & Schwark, 2008) konnten zeigen, dass Kinder ohne eine empathische bejahende Zuwendung zunehmend verstört werden und die selbstabwertende Überzeugung entwickeln, dass mit ihnen tiefgreifend etwas nicht stimme müsse und dass sie deshalb eine Beachtung offenbar nicht verdienen. Das Ergebnis kann eine lebenslange ängstliche Unterwerfungshaltung sein oder eben die Neigung zu ständig wütendem Protest oder auch ein negatives Selbsterleben überkompensierende Haltung von Arroganz und Hochmut. Eine Steigerungsform der Nichtbeachtung ist übrigens die Verachtung, bei der die Entwertung der betroffenen Person nur implizit und wie nebenbei kommuniziert wird. Solche tatsächliche oder nur vermutete Haltung ist bei der sich verachtet fühlenden Person oft der Anlass von Hass (s. u.).

Ärger veranlassende Situationen stellen bei fast allen Menschen sowohl gezielte wie aber auch ungezielte und unbeabsichtigte Behinderungen beim Umsetzen eigener Vorhaben und Unternehmungen dar. Im weiteren Sinne könnte man sagen, dass es hier in letzter Hinsicht auch um eine Behinderung der Selbstentfaltung der betreffenden Person geht. Dies kann auch unbeabsichtigt erfolgen, z. B. durch Personen, die expansiv ihrem Anliegen nachgehen und dadurch die Interessensphären anderer unwillentlich verletzen. Ob ein solcher Mangel an Beachtung, Zurückweisung oder Behinderung Ärger und Zorn auslöst oder eine depressive Verstimmung hängt von den spezifischen Umständen der entsprechenden Situation ab, aber auch von der Art der Persönlichkeit des Betroffenen und dem damit verbundenen Modus, Ärger zu regulieren (s. o.).

3.3 Funktionen des Ärgers

Aus dem oben Gesagten ergibt sich eine zentrale Funktion des Ärgers und auch der Wut, nämlich die Selbstbehauptung und die Gegenwehr gegenüber der Übergriffigkeit anderer. Diese Gegenwehr steht dann im Dienst der Selbsterhaltung sowie im Weiteren auch der Selbstentfaltung und Selbstdurchsetzung. Ärger kann auch schon unmittelbar vitalisierend wirken und so ein positives Selbstwerterleben sichern und Selbstvertrauen wieder herstellen, falls es durch die Abweisung der Anderen beschädigt wurde. Als aggressiv Auftretender kann man das Gefühl von Verzagtheit abschütteln, man spürt ein Erleben von Souveränität, Selbstwirksamkeit und Macht. Und schließlich macht es auch einen entsprechenden Eindruck auf die anderen, wenn man zeigt, dass man für seine Sache zu streiten bereit ist. Emotionen haben neben ihrer Signal- auch eine kommunikative Funktion. Dies gilt besonders für den Ärger. Er kommuniziert dem Anderen, wie schon gesagt, das „Bis-hierher-und-nicht-weiter", also die zu beachtende Grenze der je eigenen Interessenssphäre.

Die kommunikative Funktion von Ärger bzw. Ärgerausdruck kann sich auch in einer prosozialen Weise zeigen. In einer Partnerschaft, in der jeder versucht, sich mit den Gewohnheiten des Anderen „stillschweigend" zu arrangieren, kann der Ausdruck von Ärger eine Auseinandersetzung, einen Austausch über die beiderseitigen Interessen, Erwartungen und Grenzen erst wieder möglich machen. So kann eine Beziehung auch wieder lebendiger und intensiver werden, wenn man seinen Ärger dem anderen kundtut und sich über dessen Gründe austauscht. Insofern hätte Ärger einerseits eine Grenzen signalisierende Funktion und andererseits auch eine beziehungsregulierende und -fördernde Funktion.

Bei Klienten mit einer Unterregulation von Aggression zeigt sich oft die negative, sozial zerstörerische Funktion von Ärger und Wut. Gemeint ist die sozial destruktive Wirkung, wenn interpersonelle Beziehungen durch Wutausbrüche und Jähzornaktionen sehr belastet und vielleicht sogar unkorrigierbar beschädigt werden. Eine negative Wirkung kann hier auf beiden Seiten gegeben sein, auf Seiten dessen, dem der Ärger gilt und auf Seiten dessen, der sich ärgert bzw. maßlos wütend ist. Denn beim Wütenden stellt sich anschließend vielleicht ein schlechtes Gewissen ein, dass sehr lähmend auch auf die Beziehung wirken kann. Wenn der Betreffende besonders unter dem Eindruck steht, durch seinen Wutanfall gegen sein Selbstideal gehandelt zu haben, können Gefühle tiefer Scham und auch Schuld resultieren. Solche Idealbildungen und damit verbundene Scham- und Schuldgefühle hängen übrigens nicht nur von individuellen, sondern auch von sozialen und kulturellen Umständen ab, d. h. sie sind in verschiedenen sozialen Milieus wie auch Kulturkreisen unterschiedlich.

In asiatischen Ländern z.B. werden die negativen Funktionen unmittelbaren Ärgerausdrucks stärker befürchtet und eben auch bewertet als in westlichen.

3.4 Vernetzung von Ärgergefühlen im Erlebensprozess

Da eine überregulierte von einer unterregulierten Aggressivität zu unterscheiden ist, ist auch das Erleben von Ärger in Teilaspekten verschieden. Eine überschießende Regulation von Ärger bedeutet, dass nicht nur der Ausdruck von Ärger, sondern schon das bewusste Erleben dieses Gefühls gehemmt ist. Mit anderen Worten heißt das hier, dass Ärgergefühle oft als solche gar nicht voll bewusstwerden, sie werden also wegen der Unvereinbarkeit mit dem Selbstkonzept abgewehrt. Diese Abwehr kann erfolgen per *Verleugnung* oder durch eine *Wendung gegen das eigene Selbst*, was im letzteren Falle bedeutet, dass der Betreffende mit Schuldgefühlen und Selbstwertzweifeln bzw. Selbstentwertungen reagiert. Von diesem gehemmten Ärger kann man als eine weitere Form überregulierter Aggressivität noch einen unterdrückten Ärger unterscheiden. Der letztere ist durch seine größere Bewusstseinsnähe der Ärgergefühle gekennzeichnet. Der Betreffende spürt seinen Ärger häufig, wenn auch in einer symbolisch verzerrten Form. Er würde deshalb z.B. nicht sagen, dass er sich ärgert, sondern dass er mit Diesem oder Jenem unzufrieden ist. Dem Gesprächspartner fällt dabei allerdings eine Angespanntheit und nicht selten auch eine gewisse Gereiztheit des Betreffenden auf. Als Folge solchen Unterscheidens ergibt sich die Aufstellung in Kap. 3.4.1.

3.4.1 Gehemmter Ärger

Vernetzung von gehemmten Ärger im Erlebensprozess

Die hier gemeinten Klienten ähneln hinsichtlich der Persönlichkeitsproblematik den unter Kap. 2.4 geschilderten Personen. Hier ist zu sagen, dass diese Personen oft in ihrer Kindheit eine einengende, überbehütende, deaktivierende und entmündigende oder in emotionaler Hinsicht vernachlässigende Erziehung mit Zuwendungsentzug als Strafelement erfahren haben. Der Erlebenszusammenhang von protestierendem Ärger und Angst vor Bestrafung solcher „Aufsässigkeit“ durch Zuwendungsentzug bei Erwachsenen hat sich meist schon in der

Kindheit herausgebildet und verfestigt. Es hat sich dann eine sehr basale Ärgerabwehr im Sinne einer Ärgerhemmung ergeben (Kast, 1998; Gahleitner, 2005).

Ein Mangel an positiver Beachtung („positive regard", Rogers, 1959/2020, S. 40f.) könnte z. B. darin bestehen, dass den Kindern von beruflich viel beschäftigten Eltern öfters signalisiert wurde, dass sie eigentlich eine Belastung für die Eltern seien. Wenn doch einmal Zuwendung durch Trotz und „Aufsässigkeit" eingefordert wurde, wurde elterlicherseits eventuell Heimunterbringung angedroht: „Wenn ihr euch weiterhin so verhaltet, müssen wir euch in ein Heim schicken". Diese Kinder wuchsen also mit Trennungsdrohungen und Verlassenheitsängsten auf, die sie dadurch zu bewältigen suchten, dass sie ihrerseits die Eltern durch Zuwendung, Zuspruch und Hilfsangebote zu besänftigen suchten. Sie lernten so, eigene Bedürfnisse sehr zurückzustellen, die Ärgergefühle, die dabei auftreten, zu verleugnen und in sich ein hohes, von altruistischer Einstellung geprägtes Selbstideal zu errichten. Diese Einstellung wurde zu einer überdauernden Haltung. Der „innere Kritiker" als Vollzieher dieses Ideals gebot Selbstverzicht und schwere Schuldgefühle beim Zeigen von selbstbezogenen Bedürfnissen, die wiederum Schuldgefühle und gar eine Depression zur Folge haben können. Es ist in diesem Falle also eine Abwehr des Ärgers durch eine *Wendung gegen das eigene Selbst* erfolgt.

Gefühle im Erlebensumfeld von gehemmtem Ärger

Zentrale Gefühle und Bedürfnisse sind Angst (Strafangst), Schuldgefühle, Bedürfnis nach Anerkennung, „Minderwertigkeitsgefühle", impliziter Ärger und Enttäuschungswut. Als Erwachsene erscheinen diese Personen, ausgeprägter als die Überbehüteten, im Kontakt zugewandt, hilfsbereit und scheinbar ohne jedwede „selbstsüchtige" Interessen und sie scheinen bereit, auf alle Vorgaben des Kontaktpartners hilfsbereit einzugehen. Es zeigt sich also das in der „Psycho-Szene" so genannte Helfersyndrom. Ein Ärgergefühl wegen mangelnder Anerkennung solcher Hilfsbereitschaft wird nur selten und sehr „versteckt" deutlich. So wird die Erwartung von Anerkennung meist enttäuscht, was zu dem depressiogenen Gefühl führt, einer Anerkennung „nicht wert zu sein" (Schauenburg, 2008).

Ärger und Wut im Netzwerk der Gefühle

Die vereinfachende Darstellung dieses Zusammenhangs im Netzwerk der Gefühle von kindlichem Erleben und den Folgen im Erwachsenenalter führt zu folgender Skizze:

Überlastete Eltern ➡ wenig positive Beachtung ➡ kindlicher **Trotz** (1) ➡ elterliche Trennungsdrohungen ➡ **Angst** (2) —*Introjektion (3)*→ **Schuldgefühle** und Selbstwertzweifel (4) ➡ Suche nach bestätigender Beachtung (5) ➡ Helfersyndrom (6) ➡ Ausbleiben der Anerkennung ➡ **Enttäuschungswut** (7) ➡ **Angst** (8) —*Wendung gegen das Selbst (9)*→ **Schuldgefühle, Depression** (10)

Erläuterung: Wenn belastete Eltern zu einer „positiven Beachtung" oft kaum die nötige Zeit finden, reagieren die Kinder darauf mit Enttäuschungstrotz und Ärger (1), worauf die „gestressten" Eltern mit Entwertungen und Trennungsdrohungen antworten. Die Kinder reagieren mit Verlustangst (2) und es kommt darauf bei ihnen zu einer *Introjektion* dieser negativen Bewertungen (3) bzw. zu einer *Identifikation mit dem Aggressor* (Kap. 1.5.3). Die Verinnerlichung der negativen elterlichen Bewertungen führt dazu, dass Ärger in Schuldgefühle transformiert wird (4). Diese Verinnerlichung der strafenden Elternfigur verfestigt sich bis in das Erwachsenenalter hinein zu einer bestimmenden Haltung, womit auch ein strenger „innerer Kritiker" installiert wird. Hieraus entsteht aber auch ein konstantes starkes Bedürfnis nach positiver Beachtung (5), das zu dem Bestreben führt, es immer „allen recht zu machen", woraus sich schließlich das besagte „Helfersyndrom" ergibt (6). Die Enttäuschung fehlender Anerkennung dieses „Helfertums" führt zu einer Enttäuschungswut (7), die aber wieder die Angst auslöst, jede Anerkennung und Zuwendung anderer zu verlieren (8). Auf Geheiß des inneren Kritikers kommt es zu einer *Wendung gegen das Selbst* (9) in Form von Selbstanklagen und Schuldgefühlen, eventuell auch einer Depression (10).

Wenn wir diese Skizze wiederum in die Sprache und Konzeptbildung der Schematherapie übersetzen, ergibt sich folgende Aufstellung:

Überlastete Eltern ➡ wenig positive Beachtung ➡ **kindlicher Trotz** (1) *(= adaptive, primäre Emotion)* ➡ elterliche Trennungsdrohungen ➡ **Angst** (2) *(= maladaptive, sekundäre Emotion* —*Vermeiden von Gegenwehr (3)*→ **Schuldgefühle**, Selbstwertzweifel (4) *(= maladaptive, tertiäre Emotion)* ➡ Bedürfnis nach bestätigender Beachtung (5) ➡ Helfersyndrom (6) ➡ Ausbleiben der Anerkennung ➡ **Enttäuschungswut** (7) *(= maladaptive, primäre Emotion)* ➡ **Angst** *(= maladaptive, sekundäre Emotion)* —*Vermeiden von Kognitionen und Handlungen (8)*→ **Schuldgefühle, Depression** (9) *(= maladaptive, tertiäre Emotion)*

Erläuterung: Auf den Stimulus der elterlichen Nichtbeachtung reagieren die Kinder mit Ärger (1), was als angemessene, adaptive Emotion zu bewerten ist, da Kindern ein Mindestmaß an Beachtung zusteht. Auf die darauf erfolgenden elterlichen Entwertungen der Kinder mit Trennungsdrohungen reagieren die Kinder mit Angst (2=sekundäre maladaptive Emotion) und antworten mit *Vermeidung von Rechtfertigeng und Gegenwehr* (3) und entwickeln Schuldgefühle und Selbstwertzweifel (4), die, da entwicklungshemmend, als maladaptive, tertiäre Emotionen zu bewerten sind. Das auch im Erwachsenenalter aus diesen maladaptiven Emotionen sich entwickelnde starke Bedürfnis nach Beachtung (5) ist in der übersteigerten Form maladaptiv. Das darauf entstehende „ Helfersyndrom" (6) ist deswegen als maladaptive Einstellung zu bewerten, weil die überbetonte Hilfsbereitschaft zu sehr mit Anerkennungserwartungen überfrachtet ist, und deshalb auch zu Enttäuschungswut (7) führt. Die letztere ist als maladaptiv zu bewerten, weil damit berechtigte Anerkennung dysfunktional eingefordert wird. Es entsteht die Angst, gerade so jede Anerkennung zu verlieren, sodass konstruktive Handlungen *vermieden werden* (8), etwa in Form von beziehungsklärenden Gesprächen mit den Personen, die vermeintlich eine Anerkennung und einen Dank schuldig geblieben sind. Die Enttäuschung führt eben nur zu extrem maladaptiven Emotionen wie Schuldgefühle, Selbstanklagen und Depression (9).

Therapiepraxis

Explizite Gefühle identifizieren, differenzieren und amplifizieren

Die Gefühle, die sich hier mehr oder weniger unmittelbar zeigen, von denen die Klienten also ziemlich unmittelbar sprechen, sind Selbstunzufriedenheit, auch Selbstanklagen sowie Scham- und Schuldgefühle. In dem emotionalen Umfeld dieser Gefühle finden sich auch Klagen über die Vergeblichkeit manchen Bemühens, Äußerungen von Resignation und das Bedürfnis, sich zu bewähren in dem Bemühen um das Wohl der anderen. Die Therapeutin wird versuchen, diese Gefühle und Bedürfnisse im Kontext der familiären Beziehungen der Klientin zu verdeutlichen:

BEISPIEL

T: Wenn Sie sich intensiv um Ihre Kinder, Ihren Mann und Ihre alten Eltern gekümmert haben, dann erst sind Sie so richtig zufrieden mit sich.
K: Ja, man versucht da schon sein Bestes.
T: Ihr Bestes wollen Sie immer für die anderen geben. Aber was wäre für Sie das Beste?
K: Für mich? Ich weiß nicht, man muss sich doch zunächst immer um die anderen kümmern.

T: Was für Sie selbst etwas Gutes wäre, danach zu fragen, scheinen Sie sich zu verbieten, vielleicht, weil es Ihnen ein schlechtes Gewissen machen würde.

Abgewehrtes Gefühl und Bedürfnis evozieren und legalisieren

Das abgewehrte Gefühl ist hier vor allem Ärger, verbunden mit Empörung und Enttäuschung über vermeintlich ausbleibende Beachtung, Zuwendung und Anerkennung. So bedeutsam es ist, dass die Klienten sich mit ihrem Ärger auseinandersetzen, muss man beim Evozieren dieses Gefühls doch eine gewisse Behutsamkeit walten lassen. Denn Ärgergefühle anzusprechen fällt diesen Klienten oft schwer, da sich als Reaktion darauf schnell Schuldgefühle, auch Straf- und Trennungsängste einstellen können. Der „innere Kritiker" nämlich sagt ihnen, dass Gefühle von Empörung, Ärger und Wut nicht gerechtfertigt sind und ihnen nicht zustehen. So stellt sich angesichts solcher Gefühle gegenüber nahen Bezugspersonen schnell die negative Überzeugung ein, eine gute Beziehung zu diesen Personen zu zerstören und die Anerkennung und Wertschätzung zu diesen zu verlieren. Das führt dann wieder zur Wendung des Ärgers gegen das eigene Selbst in Form von schlechtem Gewissen und Selbstanklagen. Dies kann auch für den Fall gelten, dass man die Wahrnehmung solcher Gefühle kaum noch zulässt, da schon die Vergegenwärtigung des Ärgergefühls mit der negativen Überzeugung verbunden sein kann, sich heftigen Unmut der Personen zuzuziehen, von deren positiver Beachtung man sich doch so abhängig fühlt. So empfiehlt es sich auch hier, zunächst nicht das Gefühl, sondern das Bedürfnis anzusprechen, dessen Nichterfüllung die Ursache des Ärgers war, nämlich das Bedürfnis nach Anerkennung und Wertschätzung. Dabei gilt es auch, die Berechtigung solcher Bedürfnisse deutlich zu machen.

BEISPIEL

T: Für diesen so engagierten Einsatz erwarten Sie auch wenigstens etwas Dank und Anerkennung.
K. Erwarten – will ich nicht sagen, aber etwas Anerkennung wäre schon schön.
T: Und es macht Sie dann etwas traurig, dass die oft ausbleibt.
K: Ach, „Traurigkeit" wäre zu stark, aber schön wär's, wenn da manchmal auch etwas zurückkäme.
T: Dass da so wenig „zurückkommt", das enttäuscht Sie schon sehr, verbittert Sie manchmal vielleicht auch etwas?

Die Therapeutin nähert sich dem Ansprechen von Ärger vorsichtig, indem sie zunächst von „Traurigkeit“ spricht als einem Gefühl, das die Klientin neben dem Ärger sicher auch erlebt, und dann spricht sie die tiefe Enttäuschung und sogar Verbitterung an, die im „Erlebens-Umfeld“ von Ärger durchaus vorkommen dürften, und macht damit auch die Berechtigung solcher Gefühle deutlich.

Die Abwehr des Ärgers durch eine Wendung gegen das Selbst gelingt oft nicht vollständig. Der nicht durch die Abwehr erfasste Ärger zeigt sich oft in angedeuteten, eher „versteckten“ Vorwurfsäußerungen. Vorgeworfen wird dem jeweiligen Kommunikationspartner sein Mangel an Zuwendung bzw. positiver Beachtung. Für den Partner, und dies ist eben in der Therapie auch die Therapeutin, kann dies deshalb ziemlich belastend sein, weil bei ihr das Gefühl induziert wird, etwas falsch gemacht zu haben, ohne genau zu wissen, was genau für die Klientin so enttäuschend war. Denn fragt man danach, leugnet die Klientin Enttäuschung oder gar Ärger oft. Denn Klienten mit einer Persönlichkeitsstruktur, wie sich hier andeutet, wagen kaum, Enttäuschungserlebnisse „lauthals“ zu beklagen. Ihr Selbstwertgefühl ist so gering und ihr innerer Kritiker ist so streng, dass sie glauben, dass ihnen solche Klagen und der diese begründende Ärger gar nicht zustehen. „Unterschwellig“ meldet dieser Ärger sich jedoch in versteckten Anspielungen auf vermeintlich mangelnde Zuwendung und Interesse am Schicksal der Klientin, oft verbunden mit der Beteuerung, dass sie, die Klientin, solche Vernachlässigung ihrer Person aufgrund der vielseitigen Inanspruchnahme der Therapeutin bzw. der jeweiligen Bezugsperson gut verstehen könne. Solch doppeldeutige Botschaften können ein „anstrengendes“, eventuell auch ein geradezu feindseliges Beziehungsklima entstehen lassen. Auch wenn die Therapeutin solche Botschaften als extrem ungerechtfertigt empfinden mag, sollte sie diesem Empfinden in der Regel nicht Ausdruck geben, sondern die Klientin (im Sinne des *Beziehungsklärens*) ermutigen, ihren impliziten Ärger nachdrücklich explizit zu machen, um so auch langfristig auf eine Änderung dieses dysfunktionalen Interaktionsmusters hinzuarbeiten. So kann die Klientin erleben, dass die Äußerung von Ärger eine Beziehung nicht zerstört, sondern deren Lebendigkeit und Intensität sogar fördern kann.

BEISPIEL

T: Dass ich die Stunden immer recht pünktlich beende und beim letzten Mal sogar drei oder fünf Minuten zu spät gekommen bin, dass enttäuscht Sie sicher ziemlich und lässt Sie vielleicht denken, dass ich gar kein wirkliches Interesse an Ihnen habe.
T: Sie entschuldigen sich jetzt fast, wenn Sie jetzt sehr behutsam Ihre Verärgerung über mein Zuspätkommen andeuten. Ich meine, dass Ihnen hier ein gewisser Ärger zusteht, und ich bitte Sie für die Verspätung sehr um Nachsicht.
T: Ich höre Sie sagen, dass Sie enttäuscht von mir waren. Ich vermute sogar, dass Sie sich ziemlich über mich geärgert haben. Lassen Sie uns schauen, welche Gefühle und Gedanken Sie neben diesem Ärger und der Enttäuschung noch verspürten.
T: Da gibt es etwas in Ihnen, das sich sehr wünscht, dass ich viel intensiver und ausschließlicher für Sie da wäre.

Ein wichtiges therapeutisches Ziel würde auch darin bestehen, die Entwicklung eines dysfunktionalen Zirkels zu verhindern: Die negativen Beziehungserwartungen der Klientin, also die von vorneherein bestehende Erwartung, mit ihrem Anliegen auf Anerkennung zurückgewiesen zu werden, trägt die Klientin (unbewusst!) in einer Weise vor, die eine Zurückweisung provoziert. Hier kommt es darauf an, „schemaneutral" zu reagieren (Behr et al., 2017, S. 91), d. h. den negativen, „ schemagesteuerten" Beziehungserwartungen der Klientin, eine verärgerte Abweisung zu erfahren, nicht zu entsprechen. Die Therapeutin wird in ihrer Antwort vielmehr den Mut der Klientin, ihren Ärger anzusprechen, anerkennen. Die Klientin kann so die korrigierende Erfahrung machen, dass ihre negativen Erwartungen unbegründet sind.

3.4.2 Unterdrückter Ärger

Vernetzung des Ärgers im Erlebensprozess

Diese Vernetzung findet hier in einem Erleben statt, das von der Angst vor Verlust der Selbstkontrolle bestimmt ist. In dem bisherigen Fallbeispiel war die Abwehr des Ärgers und der Aggression in der Angst begründet, Zuwendung, Anerkennung und positive Beachtung zu verlieren. Ein anderer Grund für die Abwehr von Ärger und Wut kann in der Angst liegen, in einem geradezu rauschhaften Anfall von entsetzlicher, alles zerstörender Wut sich selbst preiszugeben, d. h.

jedes Maß von Selbstkontrolle und Selbstverfügbarkeit beim Offenbarwerden von Ärger und Wut zu verlieren. Die Angst vor Verlust der Selbstbeherrschung spielt oft bei Personen eine Rolle, die sich leicht über die „Unarten" und Nachlässigkeit der Anderen ärgern, sich vehement für „Gerechtigkeit und Ordnung" einsetzen und die bei kleinsten Regelverletzungen anderer schnell Bestrafungsimpulse in sich aufschießen spüren. Man könnte dies als die verzerrte Symbolisierung ihres Ärgers und ihrer Wut verstehen. In dem zwanghaften Bemühen, eigene Wutimpulse zu kontrollieren, erscheinen sie dem Beobachter ständig angespannt und überkontrolliert, jede Spontaneität sich versagend. Sie scheinen stets „mit der Faust in der Tasche" zu gehen. Die zwanghafte Abwehr von heller Wut zeigt sich also in einer Überkontrolliertheit, körperlichen Angespanntheit und Gereiztheit, mit der der Betroffene auf die vermeintliche Regellosigkeit und Rücksichtslosigkeit der anderen reagiert. Diesen Personen ist auch oft eine gewisse Selbstgerechtigkeit eigen, die ebenfalls das Ergebnis der Abwehr von befürchteter eigener Nachlässigkeit, Vergesslichkeit oder Inkompetenz ist. Diese Personen scheinen in ihrer Überkontrolliertheit oft ohne jede spontane Gestik und Mimik, jedes unbekümmerte Lachen und Scherzen, dabei jeden Ausdruck von Lebensfreude sich versagend. Andere Personen, die solchen Ausdruck des „Organismischen" vergleichsweise unkontrolliert zulassen, werden als „primitiv" oder „ordinär" entwertet.

Diese Personen sind oft in einem familiären Umfeld aufgewachsen, in dem sehr auf Ordnung, Regelhaftigkeit, Prinzipientreue und gegenseitige Kontrolle der Einhaltung dieser Normen geachtet wurde. Dementsprechend sind die so aufgewachsenen Personen oft von einer untergründigen Angst und Sorge bestimmt, diese Regeln und Normen einmal nicht einzuhalten. Da sie bei dem Bemühen um entsprechende „Selbst-Beherrschung" viel aggressive Kraft gegen sich selbst aufbringen müssen (im Bekämpfen der eigenen Neigung zur „Unbeherrschtheit"), reagieren sie mit Empörung und Zorn auf jedwede „Nachlässigkeit" und Unbekümmertheit in Ordnungsfragen anderer. In diesem Personenkreis finden sich häufig Klienten mit Zwangsstörungen (Behr et al., 2020; Teusch, 2018).

Gefühle im Erlebensumfeld von unterdrücktem Ärger

Hier sind zu nennen Gereiztheit, Empörung und Zorn auf Unordnung, Nachlässigkeit und Unpünktlichkeit der anderen. Unterschwellig dürfte auch uneingestandener Neid auf die Unbekümmertheit und Unbeschwertheit dieser anderen eine Rolle spielen. Implizit sind diese Personen auch von Angst vor Kontrollverlust erfüllt und der Befürchtung, den eigenen Ansprüchen auf Ordnung,

Übersicht, Regelhaftigkeit und Selbstkontrolle nicht gerecht werden zu können. Ärger und Zorn im Erlebensprozess sollen deutlich werden in der folgenden Fallskizze:

BEISPIEL

Ein 51-jähriger Finanzbeamter sucht die Therapie wegen seit sechs Jahren bestehender Rückenschmerzen auf, für die der Orthopäde keine wesentlichen körperlichen Ursachen habe finden können. Vor knapp 10 Jahren sei ihm eine ihm eigentlich zustehende Beförderung aus unklaren Gründen verweigert worden. Aus späteren Berichten geht hervor, dass er für mehrere Monate danach sich von starken Gefühlen der Empörung und des Zorns sowie Rachegedanken gegenüber den Vorgesetzten sowie Schlafstörungen und Ruhelosigkeit gequält fühlte. Er entwickelte danach die Idee, die Beförderungssystematik und -praktiken an seiner und anderen Behörden quasi wissenschaftlich zu erforschen und stellte im Rahmen seiner Möglichkeiten auch schon erste Untersuchungen an. Seit zwei Jahren ist er Leiter eine von ihm selbst ins Leben gerufenen Selbsthilfegruppe für Schmerzpatienten.

Auf die Frage, wie der Klient mit der Empörung und Wut angesichts der als massive Zurücksetzung empfundene Nichtbeförderung umgegangen ist, ist zunächst auf die Angst zu verweisen vor einem hemmungslosen Wutausbruch, den der Klient als völlig inakzeptabel erlebt hätte, da mit seinem Selbstideal unvereinbar. Diese Angst bedingt die Abwehr der für ihn überwältigenden Wutgefühle durch „*Intensionalität*“ (Rogers, 1959/2020, S. 37). Dieser Begriff von Rogers entspricht inhaltlich etwa der *Affektisolierung* und dem *Intellektualisieren* der Tiefenpsychologie (Mentzos, 1991, S. 164). Hiermit ist die Abspaltung des Emotionalen von den jeweiligen Vorstellungen (z. B. die Gedanken, die um die verweigerte Höherstufung kreisen) gemeint und damit ein gefühlsfernes, „theorielastiges“ Begründen und Rechtfertigen. Als der Klient sich daranmachte, Beförderungssysteme und die hiermit verbundenen Praktiken zu erforschen, ließ die emotionale Belastung durch den unbändigen Ärger etwas nach. Allerdings stellten sich bei ihm nicht lange danach chronische Rückschmerzen ein, für die sich keine körperlichen Ursachen finden ließ. Dieses Schmerzphänomen kann als die Abwehr der genannten emotionalen Belastung mittels einer „*Somatisierung*“ (Kap. 1.5.2) verstanden werden, d. h. als eine Ableitung der psychischen Spannungen ins Körperliche bzw. als eine Transformation psychischer Scherzen in physische, was rein psychisch zwar nur zu einer mäßigen Entlastung führte (Leithner & Finke, 2016). Die folgende Organisation einer Selbsthilfegruppe für

Schmerzklienten hingegen ist als Abwehr der in Teilen noch verbliebenen Verbitterung mit Grollgefühlen durch eine *Verkehrung ins Gegenteil zu sehen*, also im Sinne einer Transformation des Gefühls von aggressivem Groll zu prosozialen Emotionen wie Empathie und Mitgefühl. Der Klient fühlt sich psychisch entspannter, die Rückenschmerzen haben sich allerdings bisher noch nicht ganz gebessert. Wenn wir wieder versuchen, diesen Prozess in grober Schematisierung darzustellen, ergibt sich folgende Skizze:

Verweigerte Beförderung ➠ **Wut** (1) ➠ Bestrafungsfantasien ➠ **Angst** (2) —*Intensionalität*→ „wissenschaftlicher", **grollender** Kampf gegen Ungerechtigkeit —*Somatisierung*→ Rückenschmerzen und **Verbitterung** (3) —*Verkehrung ins Gegenteil*→ „antisoziale" in prosoziale Gefühle (4) ➠ aus **Mitgefühl** Gründung einer Selbsthilfegruppe

Erläuterung: Die Wut (1) aufgrund der erlebten Benachteiligung wird aus Angst (2) vor den Folgen eines Wutausbruchs durch den Versuch einer nüchtern-rationalen Einstellung dazu abgewehrt, womit auch eine Sublimierung der Wut verbunden ist. Da diese Abwehr aber nur unvollkommen wirksam war, erfolgt erneut eine Abwehr in Form einer *Somatisierung,* die zu Rückenschmerzen führt, die psychisch indes eine Haltung der Verbitterung nicht völlig auflösen kann (3). Das soziale Engagement des Klienten bedeutet eine *Verkehrung ins Gegenteil* von aggressiven zu prosozialen Gefühlen (4).

Wenn diese Skizze in die schematheoretische Sprache übersetzt wird, kommen wir zu folgender Aufstellung:

Verweigerte Beförderung ➠ **Wut** *(= primäre, maladaptive Emotion)* ➠ **Angst** *(= sekundäre, adaptive Emotion)* —*Bewältigung*→ Kampf gegen Ungerechtigkeit mit Gefühlen von **Groll** und **Verbitterung** *(= sekundäre, maladaptive Emotion)* —*Bewältigung*→ Rückenschmerzen und **Verbitterung** *(= sekundäre, maladaptive Emotion)* —*Bewältigung*→ **Mitgefühl** *(= tertiäre, adaptive Emotion)* ➠ Bildung einer Selbsthilfegruppe

Erläuterung: Die funktionale Bewertung der Gefühle ist kontextabhängig. Die Wut wird hier als maladaptiv bewertet, weil ihr ungehemmter Ausbruch psychosozial schädlich gewesen wäre, eine Vorstellung, die deshalb auch Angst auslöste und motivierte, die Wut zu *bewältigen* bzw. ihren ungezügelten Ausbruch zu *vermeiden.* Die Angst wurde deshalb in diesem Kontext als bedingt adaptiv bewertet. Der Bewältigungsversuch konnte aber die Bildung von nachtragenden Gefühlen wie Grimm und Groll, die ebenfalls als maladaptiv einzustufen sind, nicht völlig verhindern. Deren abermalige *Bewältigung* führte bei Ausbildung von körperlichen Symptomen zwar zu einer leichten psychischen Entlastung, das Erleben einer untergründigen Verbitterung blieb aber bestehen. Erst ein abermaliger *Bewältigungs*versuch in Form eines sozialen Engagements als Äußerung eines Mitgefühls (Transformation von Groll in Mitgefühl = adaptive Emotion) führte trotz der bestehenden Rückenschmerzen zu einer psychischen Entspannung.

Therapiepraxis

Gefühle und Bedürfnisse identifizieren, differenzieren und amplifizieren

Zu Therapiebeginn schildert der Klient, sehr um Versachlichung bemüht, die ihm widerfahrene „Ungerechtigkeit". Die Gefühle der Empörung und des Zorns werden nur andeutungsweise deutlich. Auf Gefühle angesprochen, weicht der Klient aus, so als habe er Angst vor der Wucht seines eigenen Zorns. Unterschwellig klingt eine Verbitterung im Sinne einer nachtragenden Ressentimenthaltung an, die im Laufe der Therapie nachzulassen scheint.

In der Therapie wird es darum gehen, den Klienten mit seinem „organismischen Selbst" zu versöhnen und ihm so auch die übersteigerte Angst vor Aggressionsausbrüchen und überhaupt vor jedem Ausdruck von Spontaneität zu nehmen. Mit dieser Angst ist manchmal auch die oft kaum exakt symbolisierte Vorstellung verbunden, durch jede Art unkontrollierten Verhaltens, auch ein selbstvergessen fröhliches, beschämt werden zu können, weil ein solches in den Augen der anderen als undiszipliniert, albern und in jeder Hinsicht lächerlich erscheinen würde. Genau diese Konstellation macht es schwer, auf ein Gefühl zu verweisen, das der Klient zumindest implizit anbietet. Denn diesen Klienten fällt es oft schwer zu sagen, überhaupt Gefühle zu haben, da die begrenzte spontane Verfügbarkeit über Gefühle, also deren gewisse Spontaneität, ihrem rigiden Selbstkontrollbedürfnis widerspricht. Deshalb scheinen sie manchmal zu denken: „Ein anständiger, disziplinierter Mensch hat gar keine Gefühle". In Gesprächen neigen sie dazu, ihre Stellungnahmen sehr nüchtern und versachlichend vorzubringen, auch im nonverbalen Verhalten wirken sie oft aspontan und steif. So empfiehlt es sich, zunächst auf das übersteigerte Kontrollbedürfnis Bezug zu nehmen.

BEISPIEL

T: Es ist Ihnen wichtig, jeder Zeit die volle Kontrolle über die Dinge und über sich selbst zu haben.
K: Ja natürlich. Anders geht das doch auch gar nicht.
T: So eine gewisse Lockerheit, mit den Dingen umzugehen, verachten Sie?
K: Ja, ein Minimum an Disziplin muss man doch aufbringen.
T: Da haben Sie Recht, es ist mir auch wichtig, dass man die Dinge, auch bei sich selbst, nicht einfach laufen lässt. Aber vielleicht haben Sie da etwas zu viel Angst, dass alles aus dem Ruder laufen könnte?
K: Das kann doch auch passieren. Manchmal habe ich schon die Sorge, dass man einfach zu nachlässig werden könnte.
T: Das alles im Chaos enden könnte, das befürchten Sie schnell?

In diesem Gespräch deutet sich an, dass der Klient ein ihm von der Therapeutin zugesprochenes Gefühl der Angst nicht völlig zurückweist. Er schwächt es nur leicht ab, indem er von „sich Sorgen“ spricht. Die Therapeutin hebt dabei sein starkes Sicherheitsbedürfnis auch gegen eigene Gefühlsäußerungen hervor mit dem Ziel, den Klienten anzuregen, sich zunehmend mit der Angst vor den eigenen Wutimpulsen auseinanderzusetzen.

Abgewehrte Gefühle und Bedürfnisse evozieren, klären und legalisieren

Die abgewehrten Gefühle sind, wie schon gesagt, heftige Wut und die Angst vor einem Wutausbruch und überhaupt vor Kontrollverlust. Das zentrale Bedürfnis ist also absolute Selbstkontrolle und Selbstverfügbarkeit, was zur Abwehr aller spontanen Regungen führt, wozu auch Gefühle gehören, da diese bis zu einem gewissen Grade eben unverfügbar sind.

BEISPIEL

T: So mal richtig ärgerlich und vielleicht auch wütend zu werden, dass würden Sie sich nie zugestehen.
K: Was heißt „zugestehen“. Mit „Wut“ habe ich nichts zu tun.
T: Und so einen richtigen Wutausbruch würden Sie sich auch nie verzeihen?
K: Ja, denn das wäre doch sehr primitiv.
T: Diese hohen Ideale von Selbstbeherrschung und Disziplin sind Ihnen wichtig?
K: Ja, man darf sich doch nicht einfach gehen lassen.

T: Ich frage mich, ob Sie jetzt nicht allzu streng mit diesem anderen Teil von Ihnen, dem manchmal ärgerlichen Teil, umgehen?
K: Aber man muss doch immer darauf achten, dass man nicht die Selbstbeherrschung verliert.
T: Was mich dabei bekümmert ist, dass es so klingt, als ob Sie dann ständig gegen sich selbst kämpfen müssten, gegen Ihre eigenen Gefühle und Bedürfnisse.

Vielleicht wurde oben das abgewehrte Gefühl zu direkt angesprochen, sodass die Abwehr des Klienten auch zu sehr herausgefordert wurde. Ziel muss es hier sein, dass der Klient sein Selbstkonzept, namentlich sein Selbstideal modifiziert und zwar so, dass er sein Ärgererleben wenigstens ein Stück weit akzeptieren und anerkennen kann und es nicht nur angstvoll verleugnen muss. Er müsste dazu allerdings auch die Erfahrung machen, dass er seinen Ärger auch maßvoll ausdrücken kann, dass also der Ärgerausdruck bei ihm nicht immer, wie er insgeheim befürchtet, zu einer Wutorgie eskaliert, in der einfach alles in Scherben fällt.

Die Therapeutin wird besonders zu Beginn der Therapie darauf achten, den Klienten aus seinem Bezugssystem heraus zu verstehen, schon weil ein Verstehen, das vom aktuellen Selbstverständnis des Klienten deutlich abweicht, sofort eine vehemente Abwehr mobilisieren würde. Sehr behutsam und zunächst auch nur indirekt versucht die Therapeutin aber auch, den Klienten anzuregen, wie oben schon begonnen, dieses Selbstverständnis infrage zu stellen. Denn da dieses Selbstverständnis die nicht verzerrte Symbolisierung des organismischen Erlebens behindert, muss dessen Änderung ein zentrales Therapieziel sein:

BEISPIEL

T: Es hat Sie also so empört, dass dieser junge Mann seine Plastiktüte anstatt in den nächsten Abfallkorb einfach auf die Straße geworfen hat.
K: Ja, das ist doch wirklich eine unverschämte Rücksichtlosigkeit, so die Umwelt zu versauen.
T: So etwas kann Sie geradezu maßlos ärgern.
K: Ärgern nicht, aber empören schon.
T: Eine solche Nachlässigkeit ist für Sie völlig unverstehbar.
K: Absolut. Ich muss doch einfach so viel Selbstdisziplin haben, schon auch der anderen wegen.
T: Wenn Ihnen jemals so etwas passieren würde, das wäre Ihnen sehr peinlich

K: So leicht wird mir das nicht passieren. Das bin ich schon mir selber schuldig.
T: Das klingt für mich jetzt so, als ob Sie selbst sich nur achten könnten, wenn Sie sich immer absolut perfekt verhalten.
K: Ich versuche jedenfalls, mich immer im Griff zu haben.
T: Gehen Sie da nicht etwas zu streng mit sich selbst um?

3.4.3 Ärger als unterregulierte Aggressivität

Vernetzung von Ärger und Wut im Erlebensprozess

War bisher von einem Übermaß an „Beherrschung" der Gefühle von Ärger und Wut die Rede, so soll nun eine Unterregulierung, d. h. ein Mangel an Fähigkeit, diese Gefühle nicht nur in ihrem Ausdruck, sondern schon in ihrem Erleben zu begrenzen, erörtert werden. Die eigenen Emotionen in herausfordernden Situationen wenigstens einigermaßen „herunterregulieren" zu können, gehört zu den Fähigkeiten einer „gesunden" Person. Wir sprechen deshalb von einem labilen bzw. fragilen Selbst, wenn solche Fähigkeit nicht oder nur sehr gering entwickelt ist (Finke, 2019). Diese Personen haben in ihrer Kindheit häufig wenig emotionale Sicherheit und Zuverlässigkeit erlebt, nicht selten war diese Kindheit auch von Gewalt- und Missbrauchserfahrungen geprägt, sodass sie kaum Gelegenheit hatten, so etwas wie Emotionsregulation am guten Beispiel, also am „positiven Modell" zu lernen (Rust & Hammer, 2017). So neigen sie dazu, schon angesichts von (für die meisten Menschen) äußerst gering ausgeprägtem Ärgeranlass mit heftigen Wutausbrüchen zu reagieren. Der Betreffende scheint in diesem Zustand „rasender Wut" von einem blinden Vernichtungsimpuls erfüllt, der fast einem ekstatischen Rausch gleichkommt, in dem jede Realitätsprüfung verloren gegangen scheint. Dies kann in einem lauten Schimpfen und Schreien bestehen, selten aber auch im Zerstören von Möbeln oder anderen Gegenständen, an denen der Betreffende stellvertretend seine Wut auslässt. Im schlimmeren Fall wird das Ausagieren der Wut nicht auf Gegenstände *verschoben*, sondern sie wird unmittelbar am entsprechenden Interaktionspartner vollzogen, von dem die vermeintliche Kränkung ausging, z. B. der Ehefrau, den Kindern oder den Arbeitskollegen. Anlass für solche Wutausbrüche können z. B. Äußerungen sein, die der Betreffende als Infragestellung seiner Autonomie und Kompetenz versteht, Bemerkungen also, durch die er sich entweder entwertet oder als bevormundet und in seinen Absichten nicht ernstgenommen fühlt. Dabei spielt neben einem labilen und leicht verletzbaren Selbstwerterleben auch eine wenig gute Empathiefähigkeit eine Rolle (Jessinghaus, 2009), sodass der Betroffene den jeweiligen Interaktionspartner oft missversteht, wenn er sich von diesem entwertet fühlt, was dann schnell zu einer Eskalation von Aggressivität führen kann (Letzteres dürfte besonders bei Klienten mit einer Borderline-Störung der Fall sein, bei denen auch die Wut eines der zentralen Symptome ist (Finke & Teusch, 2001; Swildens, 2015; Eckert, 2018). Deren Folgen können dann wiederum ein Erleben tiefer Beschämung oder Schuldgefühle sein sowie die Angst, vom jeweiligen Partner verlassen oder missachtet zu werden. Da allerdings ein Wutanfall im Augenblick befreiend, selbstbestätigend und energetisierend wirken kann, könnte es sein, dass diese Personen es angesichts ihres wenig stabilen Selbstwerterlebens manchmal auch gar nicht darauf anlegen, einen Wutanfall auf jeden Fall zu vermeiden.

Gefühle im Erlebensumfeld von Ärger und Wut

Natürlich schämen sich die Klienten, von ihren Wutanfällen zu berichten. Sie werden deshalb oft zunächst von der Reaktion der Kontaktperson erzählen, die mit Rückzug oder Trennung droht. Dabei kommt der Wutexzess und dessen Anlass zur Sprache. Erst später werden die Klienten Schuld- und Schamgefühle thematisieren, sofern diese nicht zunächst abgewehrt werden, ebenso Bestrafungsängste, besonders in Form von Verlassenheits- bzw. Trennungsängsten. Die Schuld- und Schamgefühle angesichts der durch den Wutausdruck meist angerichteten Zerstörungen emotionaler, oft aber auch materieller Art sind gut nachvollziehbar. Als Anlass der Wut spielen oft Kränkungsgefühle auf tatsächliche oder nur vermeintliche Entwertungen oder Missachtung eine Rolle. Ein Anlass von Ärger und Empörung ist, z. B. bei Klienten mit einer Borderline-Störung, oft auch das Erleben von Fremdbestimmung und Autonomieverlust.

Diese oft quälenden Gefühle unterliegen zu ihrer Bewältigung bestimmten Formen der Abwehr. Die Abwehr/Bewältigung von Trennungs- und Verlassenheitsängsten infolge eines beschämend erlebten Kontrollverlustes in einem Wutanfall wird oft durch die schon erwähnten (und auch von Rogers beschriebenen) Abwehrformen der *Projektion* und der *Verleugnung* vollzogen. Verleugnet werden dabei neben der eigenen Aggression (durch *Projektion*) auch Aspekte der Bezugsperson, entweder ihre „guten" oder ihre „bösen" Aspekte, sodass diese als nur „böse" oder nur „gut" erscheint. Im vorliegenden Fall bewirken schließlich Verlassenheits- bzw. Trennungsängste, dass die im Wutanfall erlebte „aggressive", „böse" Seite der Partnerin im Erleben des Klienten verleugnet und diese jetzt als nur „lieb" gesehen werden kann, womit eine Möglichkeit zur Versöhnung eröffnet wird. (In der Psychoanalyse wird diese Verleugnung von „bösen" Merkmalen der Kontaktperson als „Spaltung" bezeichnet; Kap. 1.5.2). Erläuternd lässt sich dazu sagen, dass die zu einer solchen Verleugnung neigenden Personen über eine geringe Ambivalenztoleranz verfügen, sodass sie die innere Spannung, die die realistische Wahrnehmung scheinbar widersprüchlicher Seiten einer nahestehenden Person erzeugen kann, schlecht bzw. gar nicht ertragen können. Oft liegt bei einer solchen Konstellation die schon o.g. Borderline-Persönlichkeitsstörung vor (Eckert & Biermann-Ratjen, 2000; Finke & Teusch, 2001; Jessinghaus, 2009).

Wut im Netzwerk der Gefühle

Die folgende Fallskizze soll anschaulich machen, wie Kränkungsgefühle, Wut, Schuldgefühle und Verlassenheits- bzw. Trennungsängste miteinander vernetzt sein können:

BEISPIEL

Der 46-jährige Klient hatte gegenüber seiner Ehefrau mit einem Wutanfall reagiert. Diese hatte einen Kommentar zu seinem Bericht über die Auseinandersetzung mit seinem Chef gegeben, den er als scharfe Kritik an seinem vermeintlich ungeschickten Verhalten verstanden hatte. Der Klient hatte die kritische Äußerung seiner Frau als eine ihn entwertende Parteinahme für seinen Chef und insofern als Verrat erlebt. Er hatte daraufhin einen Wutanfall erlitten, in dessen Verlauf er einen größeren Teil des von der Frau sehr geschätzten Porzellans aus dem Schrank gerissen und zertrümmert hatte. Er berichtet dazu, sich durch eine Bemerkung seiner Frau „ungeheuer verletzt" gefühlt zu haben und so in Wut geraten zu sein. Angesichts des zerstörten Porzellans habe er Schuldgefühle empfunden und, wie er dann eingesteht, sich auch sehr geschämt. Auf die vorwurfsvolle Miene seiner Frau reagierte er jedoch mit erneuter Empörung, sah er darin doch ein ihn aggressiv beschuldigendes und entwertendes Verhalten seiner Frau. Diese reagierte daraufhin mit der Drohung, sich zu trennen, wenn er weiterhin so aggressiv sei. Bei ihm stellten sich nun Verlassenheits- bzw. Trennungsängste ein, die er durch Verleugnung der aggressiven Trennungsdrohung seiner Frau zu bewältigen suchte.

Die Darstellung dieses Erlebensprozesses vor dem Hintergrund der bekannten Schablone führt zu folgender Aufstellung:

Missverstehen der Ehefrau ➡ **Kränkungserleben (1)** ➡ **Wutanfall (2)** —*Wendung gegen das Selbst*→ **Schuldgefühle (3)** ➡ **Kränkung** ➡ **Wut (4)** —*Projektion der Wut*→ die Frau wird als die Aggressive beschimpft (5) ➡ Trennungsdrohung der Frau ➡ **Verlassenheitsängste (6)** —*Verleugnung der Trennungsaggression der Frau*→ die nur gute Frau (7) ➡ Versöhnung

Erläuterung: Der Klient hat seine Ehefrau im Sinne einer ihn entwertenden Kritik verstanden (1). Er erleidet einen Anfall von Zerstörungswut (2). Darauf erfassen ihn Schuld- und Schamgefühle, d. h. die Aggression kehrt er gegen sich selbst (3). Erneute Kränkung durch seine Frau führt zu Empörung bzw. Wut (4). Diese wehrt er ab per *Projektion:* Die Frau ist die „böse“, sie wollte ihn durch völlige Entwertung in seinem Selbst zerstören (5). Auf die darauf folgende Trennungsdrohung der Frau reagiert er mit Verlassenheitsängsten (6). Diese werden abgewehrt durch strikte *Verleugnung der Trennungsaggression* seiner Frau, sodass diese ihm nun als die „liebe“, versöhnliche erscheinen kann (7). Die so gewonnene Sichtweise seiner Frau als die „liebe“, ermöglicht die Versöhnung, was seine Trennungsängste besänftigt.

Therapiepraxis

Die Wut ist wegen ihrer beziehungszerstörenden Wirkung das Gefühl, dass die Klienten über den Weg einer Stellungnahme zu der Bezugsperson oft von sich aus als „Problemgefühl“ ansprechen. Die abgewehrten Gefühle wie Schuld und Scham und die Angst vor Verlassenwerden sind meist nicht so konsequent abgewehrt, dass sie völlig außerhalb des Gewahrseins wären, aber sie anzusprechen, wird den Klienten meist schwerer fallen. Natürlich wird den Klienten auch das Sprechen über Umstand und Ausmaß ihrer Wutanfälle nicht leichtfallen, da ein solcher Zustand des „Außer-sich-seins“ bzw. des Kontrollverlustes zumindest unterschwellig natürlich als beschämend erlebt wird. Die Klienten versuchen deshalb nicht selten, sich zu rechtfertigen, indem sie von den vermeintlichen Gründen dieser Wut berichten und dabei oft eine Schuldprojektion vornehmen.

Explizite Gefühle identifizieren, differenzieren und amplifizieren

Empörung und Ärger, eventuell auch Wut sind die Gefühle, von denen die Klienten spontan in solchen Fällen in der Regel noch am ehesten berichten werden, besonders auch von den frustrierten Bedürfnissen nach Anerkennung und Wertschätzung als die Auslöser der Wut. Von den subjektiven Folgen der Wutanfälle, nämlich Schuld- und Schamgefühle, zu erzählen, wird ihnen dagegen eher schwerfallen. Das leicht zu verunsichernde Selbstwertgefühl und die Schwierigkeit, Menschen in ihren Haltungen und Absichten empathisch zu erfassen, wird meist erst in fortgeschrittenen Therapiephasen thematisiert werden.

Der o.g. Klient berichtet etwas stockend von der Kränkung durch die Kritik seiner Frau, um so seine darauf erfolgte Empörung und Wut zu rechtfertigen. Die Therapeutin wird zunächst das Erleben von Kränkung und die damit verbundene Enttäuschung im Sinne eines empathischen Nachvollziehens der „Wutursache" ansprechen. Die damit vermittelte verstehend-akzeptierende Einstellung wird der Klient, der Schuldzuweisungen befürchtet hatte, als Entlastung erleben und ihm helfen, Zutrauen zur Therapeutin zu gewinnen. Das seitens der Therapeutin amplifizierende Nacherleben der einzelnen Aspekte des Enttäuschungs- und Wuterlebens, sein damit zusammenhängendes frustriertes Bedürfnis nach Anerkennung und Wertschätzung, ermutigt ihn, sich mit dieser Wut und dem damit verbundenen Erleben von „Rauschhaftigkeit" und Außer-sich-Sein näher so auseinanderzusetzen. Damit werden ihm Zusammenhänge mit seinem Selbstkonzept und seinen Beziehungserwartungen deutlicher und er kann schon deshalb in Zukunft diese Gefühle besser regulieren. Das der Wut vorangehende Erleben von Enttäuschung, Kränkung, Verletzung durch die kritische Bemerkung der Ehefrau ist als die „Ursache" der Wut ein besonders wichtiges Thema, das die Therapeutin im Sinne des anerkennenden, „validierenden" Nacherlebens aufgreift. Das dadurch vermittelte Erleben von Anteilnahme der Therapeutin wird der Klient als ermutigend erleben. Das wiederum soll dem Klienten die Möglichkeit eröffnen, Kränkungsgefühle durch ihre besonnene Vergegenwärtigung unter therapeutischer Begleitung sowie durch das Verstehen ihrer lebensgeschichtlichen Bedeutung besser regulieren zu können (Vögele, 2021). Ziel muss es schließlich auch sein, mit dem Klienten konstruktive Möglichkeiten für das Austragen von Kränkungserlebnissen zu erarbeiten.

T: Da war Ihre Enttäuschung so niederschmetternd, dass Sie nur noch Rot sahen.
T: Diese Enttäuschung und Kränkung hat ungeheuer wehgetan.

T: Da spürten Sie auch etwas von dem Schmerz, den Sie schon von früher kennen.

Die Therapeutin wird sich dann auch darum bemühen, die genauen Umstände der „Enttäuschung“ zu klären und dabei mögliche Motive der Wut anerkennen, was auf die Klienten oft schon beruhigend und stärkend wirkt. Sie wird aber auch die vermeintlichen Umstände der Kränkung in ihrer Bedeutung behutsam hinterfragen, um so diese Bedeutungszuschreibung für eine Änderung zu eröffnen.

BEISPIEL

T: Der Grund für Ihre Enttäuschung war, dass Sie glaubten, Ihre Frau wollte Sie bloßstellen?
T: Bisher hatten Sie den Eindruck, sich immer auf sie verlassen zu können, und es war dann eben sehr enttäuschend für Sie, als Sie glaubten, sich so in ihr getäuscht zu haben.
T: Könnte es sein, dass Sie Ihre Frau da auch etwas missverstanden haben?

Natürlich kann es geschehen, dass auch die Therapeutin als enttäuschend erlebt wird, z. B. weil sie immer so „pedantisch pünktlich“ die Stunde beendet oder weil der Klient sich einfach immer gröblich missverstanden fühlt. Mit einer möglichen Wutreaktion gegenüber der Therapeutin wird diese natürlich nicht strafend umgehen, z. B. indem sie sich zurückzieht und so dem Klienten das Gefühl gibt, geächtet zu werden, was seine ohnehin sich einstellenden Schuld- und Schamgefühle vergrößern würde. Sie wird vielmehr versuchen, über ein *Beziehungsklären* mit ihm den Anlass der Wut einfühlsam zu klären und für die Wut auch Verständnis zu zeigen und ihn von Schuldgefühlen entlasten. Damit würden am „gelebten Beispiel“ dem Klienten konstruktive Möglichkeiten der Konfliktlösung aufgezeigt.

BEISPIEL

T: Irgendwie fühlten Sie sich eben wohl sehr enttäuscht von mir und das hat Sie ärgerlich gemacht.
K: Ja natürlich, wie können Sie mir nur so etwas unterstellen.
T: Das habe ich so nicht gemeint. Aber wenn Sie es eben so ganz anders verstanden haben, kann ich jetzt Ihre Empörung nachvollziehen.
K: Es ist gut, dass Sie das so sagen.

T: Wenn ich Sie missverstehe, haben Sie vielleicht das Gefühl, dass ich Ihnen nicht mehr so nah bin, und das enttäuscht Sie dann sehr und macht Sie so ärgerlich?
K: Ja, vielleicht.
T: Ich finde es auch schön, dass Sie das sich jetzt eingestehen können, obwohl ich im ersten Moment richtig erschreckt war über die Heftigkeit Ihres Tons. Ich frage mich, was wir tun könnten, damit solche gegenseitigen Missverständnisse uns nicht so irritieren.

Es versteht sich fast von selbst, dass die personzentrierte Therapeutin selbst dann ihre unbedingte positive Beachtung aufrechterhält, wenn sie Opfer eines Wutanfalls ihres Klienten oder seiner heftigen Entwertung wird, wobei allerdings die Selbstverständlichkeit der Bezugnahme auf personzentrierte Ideale nicht dazu führen sollte, die Schwierigkeit einer solchen Aufgabe in der Praxis zu unterschätzen. Wichtig dabei ist, dass die Therapeutin sich durch die Plötzlichkeit der Aggression nicht irritieren lässt, sondern sich sofort bemüht, hinter dieser scheinbar feindseligen Wut die Verzweiflung, die Enttäuschung, die Trauer, die mögliche Verletzung des Selbstwertgefühls und vor allem auch die entsprechende Scham zu sehen. Wut, aber auch eine Aggression, die sich nicht quasi anfallsartig, sondern als länger bestehende Gereiztheit und Entwertung der therapeutischen Angebote äußert, könnten auch Ausdruck der Abwehr von Zuneigung und Sympathiegefühlen sein, weil diese z. B. Abhängigkeitsängste induzieren könnten. Hinter Wutanfällen können sich also abgewehrte Bedürfnisse nach Zuwendung und Anerkennung, auch nach Nähe, bei gleichzeitiger Angst vor solcher Nähe, verbergen. Dabei gehen manche dieser Klienten auch von der Annahme aus, dass die Therapeutin wie in einem Buch ihr Innerstes lesen könne, sodass es ihnen schwerfällt, eine „unpassende" Antwort der Therapeutin nicht als aggressive Provokation, sondern einfach als Empathiefehler zu interpretieren. Die Therapeutin selbst allerdings hat vielleicht nur durch eine etwas missverständliche Formulierung unvorhersehbaren Anlass gegeben, alte Wunden wieder aufbrechen zu lassen. Diese Vermutung gibt ihr die nötige Gelassenheit mit unbeirrbarer Empathie auf einen Wutausbruch zu reagieren:

BEISPIEL

T: Sie reagieren so heftig, ich scheine Sie gerade sehr verletzt zu haben?
K: Stellen Sie sich doch nicht naiv, Sie wissen genau, was Sie mir angetan haben.
T: Nein, das weiß ich nicht. Ich will es aber zusammen mit Ihnen herausfinden. Vielleicht hat Sie einfach geärgert, dass ich mich bei dieser Geschichte nicht sofort in Sie einfühlen konnte?
K: Ja natürlich. Schließlich kennen Sie mich gut genug.
T: Und das ist das, was Sie sich auch wünschen, dass ich immer ganz bei Ihnen bin und in Ihrer inneren Welt so zuhause bin, dass nichts Fremdes zwischen uns ist?
K: Ja, deswegen komme ich doch auch zu Ihnen.
T: Ich will versuchen, dem zu entsprechen. Aber ich wünsche mir, dass Sie es mir nachsehen, wenn ich, beim Versuch, Sie zu verstehen, mich auch mal irre.

Die Therapeutin belehrt also den Klienten nicht in der Rolle der distanzierten Beobachterin, dass normale Menschen, auch Therapeuten, die innere Welt eines anderen nicht sofort erfassen können (wie manche Klienten, besonders solche mit einer Borderline-Störung, das manchmal annehmen), und dass man deshalb sich den anderen ausdrücklich erklären müsse. Vielmehr vermittelt die Therapeutin genau dies (per *Selbstöffnen*) aus der Rolle eines „Mitspielers" (Rogers, 1977, S. 171), einer unmittelbar selbst Betroffenen, und sie ist dadurch für den Klienten viel überzeugender.

Abgewehrte Gefühle und Bedürfnisse evozieren, legitimieren und klären

Im weiteren Verlauf der Therapie könnte die Therapeutin (unter der Voraussetzung einer belastbaren Beziehung) nicht nur die negativen Folgen der Wut, sondern auch das Energetisierende, Lustvolle des Wuterlebens thematisieren, dass manchmal auch darin besteht, dass der Klient sich der souverän freundlichen, scheinbar nie irritier- und kränkbaren Therapeutin gegenüber für kurze Augenblicke als der Machtvolle, der an Stärke Überlegene empfinden möchte. Wird dies angesprochen, können nicht nur Aspekte der therapeutischen Beziehung, sondern auch die Bedürfnisse des Klienten nach persönlicher Stärke, eventuell auch nach Macht und Überlegenheit auf dem Hintergrund des tatsächlichen Erlebens von Machtlosigkeit, differenziert geklärt und hinsichtlich ihrer Entstehungsgeschichte verstanden werden.

Gefühle, über die zu sprechen den Klienten meist nicht leichtfällt, dürften Schuld- und besonders Schamgefühle sein, z. B. wegen ihrer Wutattacken. Für ein positives Selbstwerterleben kann es wichtig sein, diese Gefühle anzuerkennen und schließlich von ihnen wie über etwas ganz Selbstverständliches sprechen zu können. Das im Erleben der Klienten frustrierte Bedürfnis nach Anerkennung, Wertschätzung und Zuwendung ist oft der Anlass der Wut. So kommt es nicht nur darauf an, dieses Bedürfnis als berechtigt anzuerkennen, sondern auch solche Anlässe und die damit oft verbundenen interaktionalen Missverständnisse genau zu klären. Dies soll auch bewirken, dass die Klienten sich ihrer möglichen Wahrnehmungsverzerrung bewusstwerden und so ihre oft negativen Beziehungserwartungen korrigieren können. Für die Ermöglichung einer solchen Korrektur kann für den Klienten auch ein Verstehen der Entwicklungsgeschichte solch negativer Beziehungserwartungen wichtig sein.

3.5.4 Hass

Auch Hass ist den Aggressionsgefühlen zuzurechnen, aber auch den nachtragenden Gefühlen wie Verbitterung und überhaupt den mit Ressentimenthaltungen verbundenen Gefühlen. Hass ist lang hingezogener Groll und Wut, gewissermaßen verfestigte „gefrorene" Wut, ein von Verbitterung gezeichnetes unnachgiebiges, „verbissenes" Grollen. Wegen der hiermit verbundenen Tendenz zur Dauer könnte man Hass eher eine Stimmung als ein Gefühl nennen, aber Stimmungen sind typischerweise kaum gerichtet, kaum gegenstandsbezogen, Hass ist aber meist sehr eindeutig bezogen auf eine bestimmte Person oder eine Gruppe von Personen. Man könnte Hass auch als ein zur Haltung geronnenes Gefühl klassifizieren.

Die Gründe von Hass können Neid bzw. Missgunst und das Erleben von Kränkung und Zurücksetzung sein. Damit verbunden ist oft ein entsprechendes Rachebedürfnis. Bei den Betreffenden herrscht oft das Gefühl vor, eine große Ungerechtigkeit oder eine tiefe Verletzung ihres Selbstwerterlebens erlitten zu haben, und deshalb auch ein berechtigtes Bedürfnis nach Rache zu haben. Hass zielt im schlimmsten Fall auf die Vernichtung, die Zerstörung des Gehassten, im weniger schlimmen auf seine Beherrschung und Kontrolle, selten geht es nur um Wiedergutmachung. Hass kann sowohl ein individuelles wie ein kollektives Phänomen sein. Als letzteres ist es besonders bekannt im Rahmen von gewaltförmigen bzw. kriegerischen Auseinandersetzungen zwischen den Völkern bzw. Nationen. Von den führenden Politikern wurde bis zur Mitte des 20. Jahrhunderts in entsprechenden Krisensituationen von der Bevölkerung Hass durchaus erwartet und auch propagandistisch gefördert, wobei meist ein „heroischer, aufrechter“, gewissermaßen „ritterlicher“ Hass gemeint war, während ein „feiger, hinterhältiger“ Hass dem Gegner zugeschrieben wurde. In den verschiedenen politischen „Systemen“ gab es bekanntlich einen verordneten Rassen- oder Klassenhass. Auch hier sind wie beim individuellen Hass Neid- und Rachegefühle von motivierender Bedeutung (Frevert, 2020). Aber kollektiver Hass, der meist eine bestimmte Ideologisierung impliziert, kann eben auch zwischen verschiedenen Interessensgruppen innerhalb einer Gesellschaft eine Rolle spielen, wie man zurzeit in den sogenannten sozialen Medien zur Genüge beobachten kann. Dabei hassen vor allem die, die sich unterlegen und ohnmächtig fühlen, während die sozial Überlegenen bezüglich ihrer Aggressionshaltung eher mit dem Gefühl der Verachtung reagieren: „Man haßt (!) nicht, solange man noch geringschätzt, sondern erst, wenn man gleich oder höher schätzt.“ (Nietzsche 1886/1984, S. 74, § 173). In der Verachtung kann so durchaus ein aggressionsgeleitetes Gefühl sehen (Demmerling & Landweer, 2007).

Auch individuell ist die Grundlage für die Entwicklung von starken Neidgefühlen und darauf gründendem Hass oft das Erleben von sozialer Benachteiligung und kränkender Abweisung. So entsteht eine Verbitterung über ein als ungerecht empfundenes Schicksal. Diese Verbitterung kann einen Großteil des Erlebens einer Person erfassen und zu einer ausgeprägten Ressentiment-Haltung führen (Linden et al., 2007). Zu Rachegedanken kann dies sich ausformen, wenn durch eine ganz bestimmte Person vermeintlich Unrecht zugefügt und die eigene Lebensperspektive oder gar „Leib und Leben“ beschädigt wurden oder dies gegenüber sehr nahestehenden Personen geschah. Solche Haltung kann schließlich auch paranoide Züge annehmen. Die um den Hass kreisenden Gedanken nehmen schließlich das ganze Denken und Trachten ein, der Hassende wird insofern innerlich abhängig von dem Gehassten, eine Art personaler Abhängigkeit, die zu einer Deformation der gesamten Persönlichkeit führen kann.

Therapiepraxis

Der oben im Kap. 3.5.4 unter dem Stichwort „unterdrückter Ärger“ beschriebene Klient (dem die anstehende Beförderung verweigert wurde) ist ein Kandidat für die Möglichkeit, ein Hass-Syndrom auszubilden. Man könnte sagen, dass sich erste Ansätze dazu auch schon gezeigt hatten. Er fühlte sich grob ungerecht behandelt und benachteiligt und war längere Zeit damit beschäftigt, sich in irgendeiner Form dafür zu rächen. Diese Tendenz wurde dann abgewehrt durch die *Somatisierung* sowie eine *Verkehrung ins Gegenteil*. Die meisten Personen, die in einem Hasserleben befangen sind, dürften kaum eine Therapie aufsuchen. Den o. g. Klienten führten die Rückenschmerzen in eine solche. Hätten zu dieser Zeit noch Hassgefühle bzw. –einstellungen bestanden, so hätte die Therapeutin natürlich zunächst das Erleben von Benachteiligung, Sich-abgewiesen-Fühlen, Sich-diskriminiert-Fühlen, Sich-ausgestoßen-Fühlen und Sich-enttäuscht-Fühlen aufgegriffen und das Bedürfnis nach Wiedergutmachung sowie Anerkennung und Wertschätzung bestätigend hervorgehoben, um erst dann behutsam das Erleben von Hass und Neid zu thematisieren, Gefühle, die, da in unserer Gesellschaft geächtet, die Klienten erst nach intensiver therapeutischer Vorarbeit sich einzugestehen pflegen. Da die Klienten meist sehr fixiert sind auf die Hass generierende Situation und die mit dieser Situation verbundenen „Hass-Objekte" und auch in ihren generellen Beziehungserwartungen auf ein Verfeindungserleben hin verfestigt sind, kann es eine Hilfe sein, dass man mit dem Klienten zunächst nicht an seiner eigenen Beziehung zu Mitmenschen arbeitet, sondern dass er dies stellvertretend an den Beziehungen anderer vollzieht, wie diese in Romanen, Filmerzählungen, Märchen oder Zeitungsberichten dargestellt sind (Baumann & Linden, 2011, Finke 2020).

4 Trauer und Depression

4.1 Erscheinungsbild

In der Regel wird streng unterschieden zwischen Trauer und Depressivität. Unter dem Begriff „Traurigkeit“ soll hier aber zunächst das Gemeinsame von Trauer und Depressivität erörtert werden. Traurigkeit, das ist ein Zustand des Bedrückt- und Belastetseins, der Bekümmert- und Niedergeschlagenheit, der Mutlosigkeit und des schwermütigen Insichgekehrtseins. Neben diesen Gefühlen von Traurigkeit, die wegen ihrer längeren Dauer manchmal eher Stimmungen ähnlich erscheinen, bestehen sowohl bei Depressivität, aber eben auch bei Trauer oft auch Schuld- und Angstgefühle sowie zeitweise auch Gefühle von Zorn und Wut, die aber bei depressiven Klienten oft sehr verdeckt sind. Anders als Trauernde können depressiv Gestimmte zumeist auch wie emotional erstarrt wirken und sie klagen dann über ein „Gefühl der Gefühllosigkeit“ und eine große innere Leere. Sie leiden in diesem Zustand meist unter einer Art psychischer Lähmung und Initiativ- und Interesselosigkeit, d. h. einer Antriebsreduzierung, sowie Schlaf- und Appetitstörungen. Diese Symptome sind zwar in erster Linie kennzeichnend für die Depression, sie können aber auch bei schwerer Trauer auftreten. Von manchen Autoren wird auf die ausgeprägtere Vielschichtigkeit der Depression gegenüber der Traurigkeit hingewiesen. So impliziere die Depression z. B. auch so etwas wie Gram und Aggressivität (Izard, 1981), Ärgergefühle kommen allerdings auch im Rahmen von Trauer vor. Bei der Frage nach den phänotypischen Unterschieden von Trauer und Depression ist zu sagen, dass zumindest bei schweren depressiven Episoden die o. g. Symptome in der Regel ausgeprägter sind. Auch kann sich in sehr schweren Fällen noch eine Wahnsymptomatik in Form eines Schuld- und Versündigungswahns mit heftigen Selbstanklagen und Selbstentwertungen ausbilden (Novak, 2019).

Depressive Klienten können (nach Abklingen der akuten Phase) für Außenstehende oft insofern inkongruent erscheinen, als sie sich einerseits eine besondere Beachtung und Zuwendung wünschen, dies aber, weil es ihrem hohen Selbstideal von Bescheidenheit und Verzichtsbereitschaft widerspricht, sich nicht eingestehen wollen. Daraus können sich therapeutisch schwierige Situationen ergeben. „Unterschwellig“ fordern diese Klienten vorwurfsvoll mehr positive Beachtung und Zuwendung, verleugnen aber diese Erwartung, sobald die Therapeutin sie darauf anspricht (Finke, 2017).

Das Erscheinungsbild der ausgeprägten Trauer zeichnen viele Autoren als einen episodischen Verlauf mit meist drei oder vier Episoden bzw. Phasen (Kast, 1982; Schmitt & Mees, 2000; Hülshoff, 2006). Die erste Phase, direkt nach der Nachricht vom Tod einer sehr nahestehenden Person, ist demnach bestimmt von einer emotionalen Erstarrung, Empfindungslosigkeit und einem Nicht-wahrhaben-Wollen dieser Nachricht. Die zweite Phase ist bestimmt von heftigen Gefühlen wie Verzweiflung, Schuldgefühlen, sich nicht genügend um den Betreffenden gekümmert zu haben, aber auch Wut, z. B. auf die Ärzte, die nicht alles getan hätten, aber u. U. auch auf den Verstorbenen selbst, weil er einfach davongegangen sei. Die dritte Phase ist geprägt von einem Gemisch aus Verzweiflung und Apathie sowie einer intensiven Beschäftigung mit der Beziehung zum Verstorbenen. Die vierte Phase schließlich wird als eine Zeit der zunehmenden Akzeptanz des Verlustes und der Neuorientierung des eigenen Selbst- und Weltbildes angesehen. Keinesfalls bei allen Klienten lässt sich aber diese klare Reihenfolge verschiedener Phasen beobachten. Allerdings deutet die o. g. Darstellung inhaltlich die Themen und Aufgaben an, wie sie sich bei der „Trauerarbeit“ meist stellen (Worden, 2011; Backhaus, 2020).

4.2 Anlass von Trauer und Depression

Hinsichtlich des Anlasses sowohl von Trauer wie von Depression besteht das Gemeinsame darin, dass sie meist beide nach einem Verlusterleben auftreten. Jedoch zeigt sich hier eben auch ein deutlicher Unterschied. Ausgeprägte Trauer setzt fast immer einen relativ starken, einschneidenden Verlust voraus, meist den Verlust eines sehr nahen Angehörigen durch Tod oder Trennung. Bei einer Depression dagegen können vielfältige Arten von Verlust vorausgegangen sein, abgesehen von dem schon Erwähnten z. B. der Verlust des Arbeitsplatzes, des „heimischen“ Wohnortes und der vertrauten Wohnung durch nötigen Umzug („Umzugs-Depression“), des Verlustes von Gesundheit und körperlicher Integrität, aber auch des Verlustes im Sinne von versäumten Lebenschancen, von enttäuschten Hoffnungen in Bezug auf die eigene Lebensgestaltung sowie einen damit verbunden Verlust von Selbstwert und Selbstachtung. Insgesamt also Situationen, die von vielen z. T. im engeren Sinne nicht als so einschneidend erlebt werden mögen. Manchmal ist bei depressiven Klienten ein Anlass im Sinne eines solchen Verlustereignisses auch gar nicht eindeutig erkennbar. Hier ist dann zu vermuten, dass äußere Anlässe, die für Außenstehende kaum wahrnehmbar sind, unverarbeitete frühere Verlusterfahrungen aktivieren (Will, 2002). Das eigentliche, traumatisierende Verlusterleben ist eben meist viel früher, oft schon in der Kindheit geschehen (Giger-Bütler, 2012). Es kann dies der

Verlust eines sehr Anerkennung und Zuneigung zeigenden Elternteils oder der Verlust bzw. auch einfach das Ausbleiben von positiver Beachtung und Wertschätzung in einem emotional „kühlen“ Elternhaus sein.

Ein Unterscheidungskriterium von Trauer und Depression ist auch der Umstand, dass im Erleben von Trauernden der Verlust der geliebten Person thematisch zentral ist, wohingegen bei Klienten mit einer Depression das dominierende Thema oft nicht das Verlusterleben, sondern die eigene Schuld und das eigene Versagen in Bezug auf diesen Verlust ist. Zwar können sich auch Trauernde gelegentlich mit Schuldgefühlen gegenüber dem Verstorbenen plagen, diese Gefühle bestehen meist aber nur recht kurzzeitig und werden selten ein dominierendes Thema. Beide eint jedoch ein negatives Lebensgefühl und eine eher pessimistische Weltsicht. „Die Welt des Glücklichen ist eine andere als die des Unglücklichen.“ Dieses Diktum des Philosophen Wittgenstein (1998, § 6.4) bezeichnet die Bedeutung eines negativen „Weltkonzeptes“, das sich als Folge von Trauer wie von Depressivität beobachten lässt. Ein ausgeprägt negatives Selbstkonzept dagegen findet sich nur bei Depressiven mit ihrer starken Neigung zur Selbstentwertung und Selbstbezichtigung bis hin zum Selbsthass.

4.3 Funktionen der Trauer

Will man Gefühlen bestimmte Funktionen zuschreiben, so ist immer der kulturelle und zeitgeschichtliche Kontext zu berücksichtigen. Es ist sicher nicht völlig abwegig, der Trauer bzw. dem damit verbundenen typischen Ausdrucksverhalten den Sinn und damit eben auch die Funktion zuzuschreiben, an das Mitgefühl und eventuell sogar an die Bereitschaft zum „Mittrauern“ der Umgebung zu appellieren und so auch Schonung, Rücksichtnahme und Behütung zu erwirken (Hülshoff, 2006). Da die Arbeits- und psychosoziale Funktionsfähigkeit des Trauernden auch wirklich oft sehr eingeschränkt ist, kann solche Rücksichtnahme nahestehender, aber u.U. auch fernstehender Personen in der Tat sehr notwendig sein. In vielen Gesellschaften wurde dem Trauernden deshalb auch eine entsprechende Rolle zuerkannt, die mit bestimmten Funktionen bzw. Aufgaben verknüpft ist, sowohl für die Gesellschaft (Rücksichtnahme, Unterstützung) wie für den Trauernden (sich als Trauernder durch Kleidung, Haltung und Verhalten erkennen zu geben; Averill, 1991). Diese umschriebenen Rollenbilder haben sich in den westlichen Industriegesellschaften inzwischen weitgehend aufgelöst bzw. sind dabei, es zu tun. Überhaupt sind bei der Frage der Funktion von Trauer eben die kulturspezifischen Bewertungen von Trauer von Bedeutung, sodass mit einer Induzierung von Hilfsbereitschaft bei den Umstehenden durch den Trauerausdruck nicht in allen Zeiten und Kulturen zu rechnen ist. Auch auf Seiten der Klienten ist die Möglichkeit, Hilfsapelle auszusenden, unterschiedlich. Wie oben schon gesagt, fällt es depressiven Klienten manchmal schwer, Hilfe direkt einzufordern, weil ein mächtiger innerer Kritiker sie ständig zu Selbstlosigkeit und Verzichtsbereitschaft mahnt. Erst der Umweg über das Zusprechen von Krankheit erlaubt ihnen dieser innere Kritiker dann Hilfe anzunehmen.

Für heutige Vertreter der helfenden Berufe dürfte es allerdings selbstverständlich sein, sich einem Trauernden ebenso wie einem Depressiven zuwenden, trotz der gängigen Unterscheidung, dass nur der Depression, nicht aber der Trauer Krankheitswert zugesprochen werden kann. Die besonders im personzentrierten Umfeld häufige Warnung vor einer „Pathologisierung“, z. B. der Trauer, ist allerdings ein zweischneidiges Schwert (Backhaus, 2019). Dies gilt besonders, sofern sich hier die Neigung ausspricht, in der Zuschreibung von Krankheit schon eine Stigmatisierung zu sehen und damit Krankheitszustände zu dämonisieren. Sicher ist ein Vorbehalt angebracht, jeder Verstimmung oder Unpässlichkeit sofort Krankheitswert zuzubilligen. Allerdings kann man mit solchem Vorbehalt auch die Gratifikationen, die in unserer Gesellschaft mit der Zuschreibung von Krankheit verbunden sind, verwehren, z. B. kassenfinanzierte Therapie oder „Krankschreibung“. Im Falle von schwerer Trauer sähen sich professionelle Helfer in eigener Praxis unter einem Non-Pathologisierungsgebot vor das Problem gestellt, ihre Hilfsbereitschaft angesichts einer in tiefe Trauerqualen versunkenen, aber sehr mittellosen Klientin völlig unentgeltlich anzubieten. Auch ärztliche Helfer könnten nur unter Missachtung dieses Gebotes einer durch ihre Trauer sehr beeinträchtigten Klientin eine aktuelle Arbeitsunfähigkeit bescheinigen, denn letzteres setzt eben eine Krankheitsdiagnose voraus. Solche Konflikte innerhalb der gleichen Kultur auszutragen, gelingt oft nur unter Auflösung starrer Begriffsdefinitionen und entsprechenden Grenzsetzungen: Trauer ist in der Regel keine Krankheit, aber in manchen Fällen eben schon, nämlich dann, wenn wegen faktischer Arbeitsunfähigkeit der Zustand als krankheitswertig einzustufen ist. Die Auflösung starrer begrifflicher Grenzziehungen wird inzwischen auch in den beiden wichtigsten diagnostischen Klassifikationssystemen entsprochen. Um den Übergang von einer „normalen“ zu einer pathologischen Trauer zu kennzeichnen, wird oft von einer „komplizierten Trauer“ gesprochen (Reichel & Gahleitner, 2019). Im DSM-5 ist vorgesehen, eine „Anhaltende Komplexe Trauerreaktion“ und in der ICD-11 eine „Anhaltende Trauerstörung“ eben als Störung und damit als krankheitswertig anzuerkennen. Zwar wurde bisher schon angenommen, dass bei 10 – 20 % aller Trauernden die Trauer in eine depressive Störung übergeht (Will, 2002) und dass bei komplizierter Trauer die Komorbidität mit Depression 70 % beträgt (Znoj & Maercker, 2011), aber mit den o. g. Neuformulierungen in den gängigen

Klassifikationssystemen wird auch „offiziell" die strenge terminologische Trennung von Trauer und Depression partiell aufgegeben.

Eine Funktion der Trauer könnte darin gesehen werden, dass dem Menschen gerade im Zustand der Trauer deutlich wird, was ihm wichtig ist, gerade dadurch, dass er es verloren hat. Der Verlust einer nahestehenden Person macht mit besonderer Schärfe deutlich, welche Bedeutung diese Person für den Trauernden hatte. Der Verlust in seiner Unwiederbringlichkeit erst führt gewissermaßen vor Augen, dass das Zusammenleben mit diesem Menschen eben nicht wie selbstverständlich war, sondern einen hohen, bisher gar nicht voll wahrgenommenen Wert implizierte. So kann die Trauer über den konkreten Verlust hinaus zu Betrachtungen anregen, welche Dinge, welche Werte auch für das zukünftige Leben bedeutsam sein sollen.

Besonders starke und intensive (und öfter auch länger anhaltende) Trauer entsteht verständlicherweise bei einem frühen und völlig unerwarteten Tod des Partners bzw. der Eltern, wenn es sich bei dem Verstorbenen um ein Kind handelt. Die Trauer, vor allem ein lang hingezogene, kann dann auch die Funktion eines nachdrücklichen Protestes gegen den als willkürlich und ungerecht empfundenen Schicksalsschlag haben. Eine solch fast chronisch wirkende, protestierende Trauer ist gemäß der Bindungstheorie besonders bei ambivalent-verstrickt gebundenen Personen zu beobachten. Unsicher-vermeidend gebundene Personen dagegen scheinen nach einem entsprechenden Ereignis kaum Trauer oder Kummer zu empfinden, sie zeigen jedoch eine erhöhte Anfälligkeit für körperliche Erkrankungen (Hazan & Shaver, 1992), was als Zeichen nachhaltiger Verleugnung von Trauergefühlen bei dennoch untergründigem „Aufgewühltsein" gesehen werden kann.

4.4 Vernetzung der Trauer im Erlebensprozess

4.4.1 Gefühle im Erlebensumfeld von Trauer

Manches des hier Dargestellten wurde oben schon angedeutet, es soll hier noch einmal zusammengefasst werden. Ein Gefühl, das ganz im Zentrum der Trauer liegt, ist der Verlustschmerz und in dessen Folge die Sehnsucht nach dem Verlorenen. Der Trauernde kann das Gefühl haben, als sei ein Teil von ihm selbst herausgerissen, als sei er nur noch ein halber Mensch. Es mag ihn ein Gefühl der emotionalen Verwirrtheit, der Fassungslosigkeit und der Verzweiflung ergreifen.

Nach der Verzweiflung kann sich ein Gefühl totaler Leere und der Niedergeschlagenheit einstellen und schließlich auch Angst, nämlich eine Angst vor dem Alleinsein, die Befürchtung, allein ganz auf sich gestellt, die Daseinsbewältigung nicht schaffen zu können. Schließlich darf es als typisch angesehen werden, dass auch Aggressionsgefühle auftreten, Ärger auf Ärzte, nicht alles getan zu haben, oder auf Umstehende, z.B. Kollegen, den Verstorbenen überfordert zu haben. Aber eine Enttäuschungswut kann sich, zumindest für Augenblicke, auch gegen den Verstorbenen selbst richten, dass er so früh „fortgegangen" ist, die Trauernde allein gelassen hat. Ist das „Fortgehen" nicht nur metaphorisch zu verstehen, da im Rahmen einer Trennung erfolgt, könnte diese Wut vermutlich länger anhalten. Letztlich kann sich der Ärger auch gegen die Trauernde kehren in Form von Selbstanklagen, etwas übersehen zu haben, nicht aufmerksam und nicht zugewandt genug gewesen oder sonst wie dem Verschiedenen etwas schuldig geblieben zu sein. Dieser gegen sich selbst gerichtete Ärger kann sich bis zu schweren Schuldgefühlen und bis zum Selbsthass steigern, aus dem sich dann eine schwere Depression entwickeln kann (Finke, 2018). Später, beim Abklingen des stärksten Trauerschmerzes, können „Zukunftsängste" auftreten, ein angstvolle Sich-Sorgen, wie ohne den Partner das Leben zu bestehen sei.

Schuldgefühle bestimmen neben Gefühlen der Bedrücktheit und Hoffnungslosigkeit das Erleben der Depressiven. Die Schuldgefühle zeigen sich in Selbstanklagen und Selbstentwertungen bis hin zum Selbsthass. Letzterer kann auch die Therapie erschweren und die Therapeutin in eine Art Interaktionsdilemma verwickeln, wenn der Klient einerseits das Bedürfnis nach positiver Beachtung bekundet, andererseits aber mit Verweis auf die Aussichtslosigkeit seiner Situation jede positiv gestimmte, anerkennende Reaktion der Therapeutin zurückweist (Bischkopf, 2005). Die Analytiker sprechen hier von einer „negativen therapeutischen Reaktion" (Mertens, 1991, S. 175f.) und die schematherapeutisch orientierten Verhaltenstherapeuten von der Wirkung des Konsistenzprinzips im Rahmen selbstabwertender Schemata (Lammers, 2011, S. 209). Nach letzterem ist es das Bedürfnis nach Konsistenz, das den Klienten dazu zwingt, die tiefverwurzelte Überzeugung eigener Negativität, beizubehalten, also nicht in einen Widerspruch zum selbstabwertenden Schema zu geraten.

4.4.2 Trauer und Depression im Netzwerk der Gefühle

Ein Transformationsprozess der Gefühle, der in diesem Fall mit Trauer beginnt, wird in folgender Geschichte deutlich:

BEISPIEL

Ein 57-jähriger Ingenieur für Maschinenbau, der sich, ebenso pflichtbewusst wie aber auch interessiert und engagiert, ganz seiner Arbeit in einem mittelständischen Industrieunternehmen hingegeben hatte, wird mit dem Tod seiner Ehefrau nach nur kurzer Erkrankung an einem Krebsleiden konfrontiert. Für den Ehemann ist der Tod seiner Frau mit ihn geradezu überrumpelnder Plötzlichkeit gekommen. Er ist zunächst wie gelähmt, fragt sich dann erschrocken, ob er vielleicht nur „schwer geträumt“ habe, glaubt sogar für kurze Zeit, seine Frau jetzt unbedingt suchen zu müssen. Er will also zunächst gar nicht glauben, dass seine Frau verstorben ist, fragt sich erschrocken, ob er vielleicht ihre Klagen überhört habe. Er reagiert dann zunehmend mit Verzweiflung, er will seine Frau „zurückgewinnen“, beginnt unter starkem Verlustschmerz und Trauer zu leiden, fühlt sich wie benommen, muss dann dauernd an die gemeinsamen „schönen Tage“ ihrer Beziehung denken. Zunehmend entwickelt sich dann Enttäuschung und Kränkung, Enttäuschungswut, dass seine Frau „einfach gegangen ist“, eine Wut, die seinen Trauerschmerz mildert. Er ist empört über die Ärzte, die die Krebserkrankung viel früher hätten entdecken und behandeln müssen. Er beginnt die Ärzte zu entwerten und sie zu beschuldigen, völlig nachlässig und gewissenlos gewesen zu sein. Diese Entwertungen lösen bei ihm aber dann Schuldgefühle aus, eventuell mit der flüchtigen Fantasie, dass irgendeine Instanz ihn wegen dieser Schuldzuweisungen zur Rechenschaft ziehen könnte. Der Zeiger der Schuld beginnt sich damit gegen ihn selbst zu richten. Er klagt sich an, die Beschwerden seiner Frau nicht früh genug beachtet und Ärzte nicht früh genug eingeschaltet zu haben und niederträchtig zu sein, verachtenswert, und er beginnt zunehmend eine Art Selbsthass zu entwickeln, in dem er nichts an sich gelten lässt. Er ist sehr bedrückt, fühlt sich wie gelähmt, kann sich zu keiner Tätigkeit mehr aufraffen. Es kommen Schlaf- und Appetitstörungen hinzu. Es besteht schließlich das Vollbild einer Depression. Nebenbei sei gesagt, dass dieser negative Verlauf durch mehrere Faktoren bedingt sein dürfte. Einmal die Plötzlichkeit des Todes seiner Frau, sodann die enge, fast symbiotische Beziehung zu ihr, der wohl auch eine unsicher-verstrickte bzw. ambivalente Bindungsstil seinerseits zugrunde lag (Backhaus, 2020).

Werden die Kernaspekte dieser Geschichte vereinfachend in der bekannten Skizzenform dargestellt, ergibt sich folgende Aufstellung:

Tod der Ehefrau ➡ **Verlustschmerz** ➡ **Enttäuschung** (1)
—*Verkehrung ins Gegenteil*→ **Empörung, Wut** (2)
—*Wendung gegen das eigene Selbst*→ **Traurigkeit, Schuldgefühle**
➡ **Bedrückung,** Selbstanklagen, **Depression** (3)

Erläuterung: Der Verlustschmerz sowie Enttäuschung (1) wandeln sich in Empörung und Wut (2) angesichts der für den Klienten recht plötzlichen Todes seiner Frau. Mit dieser *Verkehrung ins (emotionale) Gegenteil* wird eine Minderung des Verlustschmerzes bewirkt. Der strenge „innere Kritiker" des Klienten erzwingt aber eine Umkehr der Empörung: Er schämt sich der heftigen Beschuldigungen gegen Umstehende, auch gegen seine Frau. Die darauf erfolgende *Wendung gegen das Selbst* in Form von Selbstbeschuldigungen und Selbstentwertungen bis hin zum Selbsthass führen zur Depression (3).

Wenn wiederum der o. g. Sachverhalt sowohl in der Terminologie der PZT/tiefenpsychologischen wie der Schematherapie dargestellt wird, ergibt sich die folgende Aufstellung, wobei in dieser Skizze die Benennung der Abwehrformen beibehalten und die entsprechende Terminologie der Schematherapie ergänzend parallel gesetzt wurde:

Tod der Ehefrau ➡ **Verlustschmerz** *(= primäre, maladaptive Emotion)*
➡ **Enttäuschung** —*Verkehrung ins Gegenteil (Bewältigung)*→
Empörung, Wut *(= sekundäre, maladaptive Emotion)*
—*Wendung gegen das eigene Selbst, Vermeiden*→ **Schuldgefühle** ➡
Depression *(= tertiäre, maladaptive Emotion)*

Erläuterung: Verlustschmerz, sodann Enttäuschung und Kränkung werden hier in ihrer Intensität als übersteigert und insofern als unangemessene und nicht förderliche, primäre maladaptive Reaktion gesehen. Auch Empörung und Wut als *Bewältigungs*versuch der primären Emotion sind maladaptiv, da dieser Ärger die Tendenz zeigt, „blind wütig", also maladaptiv zu sein. Deswegen auch wird die Wut *vermieden*, was zu ihrer Transformation in Schuldgefühle, Selbstentwertung und Depression als tertiäre maladaptive Emotionen führt. Die Therapie müsste bei der differenzierenden Klärung dieser letztgenannten Gefühle ansetzen.

4.2 Therapiepraxis

Klienten, die eine schwere Depression haben, sind meist kaum zu einer vertieften Selbstexploration anzuregen. Es sollten mit diesen Klienten wegen der meist auch bestehenden Konzentrationsstörungen und der verringerten Aufmerksamkeitsspanne nur kurze, dafür aber häufige Gespräche geführt werden, in denen man Hoffnung und Zuversicht zu vermitteln sucht, aber auch versucht, den Klienten in der Düsterkeit seiner Welt empathisch zu begleiten (Finke, 2017). Wenn aber die Depression sich schon etwas aufgehellt hat, und der Klient zumindest ansatzweise einer Förderung von Sinnerfahrungen (Tausch, 2004) wieder zugänglich ist, wird man beginnen können, Gespräche im Sinne eines konzeptkonformen Vorgehens der PZT zu führen.

4.2.1 Explizite Gefühle identifizieren, differenzieren und amplifizieren

Nach Abklingen der schwersten Depressionssymptome, unter denen der Klient auch wegen der Konzentrationsstörungen nur eingeschränkt kommunikationsfähig war, beginnt die Therapeutin mit psychotherapeutischen Gesprächen im engeren Sinne. Die jetzt aus den Aussagen des Klienten unmittelbar abzulesenden Gefühle sind zu diesem Zeitpunkt Niedergeschlagenheit, Hoffnungslosigkeit und Schuldgefühle in Form von Selbstanklagen und Selbstentwertungen bis hin zum Selbsthass.

Diese Gefühle gilt es einfühlsam so zu thematisieren, dass der Klient sie zunehmend als im Augenblick zu ihm gehörig akzeptieren und auch (kognitiv) in ihren verschiedenen Bedeutungsaspekten verstehen kann. Das ermöglicht es ihm, das Überwältigtsein von diesen Gefühlen zu reduzieren und diese so besser regulieren zu können. Die Therapeutin wird deshalb in ihren Verstehensangeboten dieses Erleben von Schuld so thematisieren, dass der Klient inspiriert wird, dieses Erleben in unterschiedlichen Kontexten zu betrachten und so schließlich auch unterschiedlich zu bewerten. Das wiederum kann dazu führen, dass der Klient die Erfahrung macht, zwischen verschiedenen Bedeutungen der Schuldgefühle differenzieren zu müssen, was zu ihrer Relativierung und Neubewertung und schließlich ihrer Bewältigung beitragen kann.

> T: Da war es Ihnen dann so, als ob es viele Dinge gab, weswegen Sie mit sich selbst haderten.
> T: In den Schuldgefühlen zermartern Sie sich regelrecht.

T: Es fällt Ihnen leichter, sich selbst zu beschuldigen, als wenn andere das tun würden.
T: Vor lauter Schuldgefühlen haben Sie kein gutes Haar mehr an sich gelassen.

4.2.2 Abgewehrte Bedürfnisse und Gefühle evozieren und legitimieren

Die Schuldgefühle waren das Ergebnis der Abwehr (im Modus *Wendung gegen das Selbst*) von Wut und Empörung, denn letztere sind mit dem Selbstideal des Klienten nicht vereinbar und mussten eben deshalb abgewehrt werden. Die Wut wiederum hatte im Dienste der Abwehr des Verlustschmerzes und der Trauer gestanden. Denn Verlustschmerz und Trauer waren verbunden mit einem Gefühl von Schwäche und Hinfälligkeit, die durch die vitalisierend wirkenden Gefühle von Wut und Empörung abgewehrt wurden.

Die abgewehrten Gefühle Wut und Empörung muss die Therapeutin als nächsten Schritt in den Fokus ihrer Aufmerksamkeit nehmen. Es kommt darauf an, sich diesen für das Selbstverständnis des Klienten so problematischen Gefühlen sehr behutsam zu nähern und sodann diese Gefühle in ihren verschiedenen Aspekten zu vergegenwärtigen und sie dabei auch als in der Situation verstehbar anerkennen. Durch die spürbare Bereitschaft der Therapeutin, die Berechtigung von Wutgefühlen in dieser Situation anzuerkennen, wird es auch dem Klienten leichter fallen, sich dieses zunächst abgewehrte Gefühl einzugestehen. Wem galt diese Wut? Sie galt einmal Personen aus der Umgebung des Klienten, Ärzten usw. Sie war aber auch gegen seine verstorbene Frau gerichtet, weil diese ihn „verlassen" hatte, und eben auch gegen ihn selbst, weil er vermeintlich nicht aufmerksam genug gegenüber ihrer Erkrankung gewesen sei. An der Bedeutung dieser Selbstbezichtigung wurde schon beim Thema „Schuldgefühle" (s. o.) gearbeitet. Vielleicht hat der Klient aber auch in anderer Hinsicht Grund, auf sich selbst wütend zu sein. Ein geheimes Motiv dieser seiner Wut könnte sich auf seine Neigung zu starker symbiotischer Beziehungsgestaltung beziehen, die ihm jetzt den Abschied von seiner Frau so schwermacht. „Unterschwellig" könnte er zudem aber auch seine Frau bezichtigen, ihn in diese Symbiose „ hineingezogen" zu haben. Damit ist ein wichtiges Thema von Trauerarbeit angesprochen, die eheliche Beziehung und ihre Geschichte. Diesen möglichen Bedeutungen nachzuspüren sollte dem Klienten helfen, sich sowohl mit seinen Autonomie- wie mit seinen Bindungsbedürfnissen auseinanderzusetzen.

BEISPIEL

T: Obwohl Ihr Ärger ja eine sehr verständliche Auflehnung gegen das Schicksal war, hat er Ihnen ein so schlechtes Gewissen gemacht.
T: Ich kann gut verstehen, dass Sie sich empört und wütend gegen das Schicksal auflehnten und dass Sie es als total ungerecht empfanden.
T: Der so plötzliche Fortgang Ihrer Frau war für sie so furchtbar, dass Sie regelrecht empört waren und nicht wussten, wo Sie mit Ihrer Empörung hinsollten.
T: Ihre Frau war ein so fester Bestandteil Ihres Lebens, dass Sie in Ihrer Verzweiflung auch regelrecht ärgerlich auf sie waren, dass sie Sie durch ihren Tod so plötzlich alleingelassen hat.

Der Verlustschmerz bei der Nachricht vom Tod seiner Frau war durch Empörung und Wut abgewehrt worden. Diesen Verlustscherz sollte sich der Klient noch einmal vergegenwärtigen und, von der achtsamen und mitfühlenden Obhut der Therapeutin getragen, ein Stück weit noch einmal nacherleben. In diesem das Erleben der Situation von damals imaginierenden Nacherleben kann der Klient einerseits eine zunehmend emotionale Distanz zum damaligen Geschehen entwickeln, andererseits kann er durch die unterstützenden Verstehensangebote der Therapeutin unterschiedliche Bedeutungsgehalte seines Erlebens entdecken, was auch sein emotionales Erleben modifizieren dürfte. Letzteres wäre auch Bestandteil von so etwas wie „Trauerarbeit“ (Freud, S. 1917/1975). Dabei kann sich die Therapeutin auch langsam der Thematisierung der symbiotischen Bedürftigkeit des Klienten nähern und diesen anregen, sich damit auseinanderzusetzen.

BEISPIEL

T: Diese Zerstörung der tiefen Gemeinsamkeit mit Ihrer Frau hat Sie total verzweifeln lassen, aber dann auch wütend gemacht.
T: Eine für Sie bis dahin heile Welt ist mit einem Schlage so zusammengebrochen, dass Sie es gar nicht fassen konnten und völlig verzweifelt und außer sich waren.
T: Dieser für Sie so unerwartete Tod Ihrer Frau war für Sie auch eine furchtbare Enttäuschung, eine Zerstörung all Ihrer gemeinsamen Zukunftserwartungen.
T: Ihre Frau war so sehr Ihr Ein-und-Alles, dass Ihnen ein Leben ohne sie völlig unvorstellbar war.
T: Von dieser Gemeinsamkeit waren Sie beide so sehr erfüllt und auch abhängig, dass es darüber hinaus für Sie nichts Erlebenswertes gab.
T: Wenn Sie sagen, dass die Beziehung zu Ihrer Frau Ihr einziger Lebensinhalt war, haben Sie dann jetzt nichts mehr, woran Sie sich halten können?

4.2.3 Trauerarbeit

Wenn die Klienten ihren Zorn und ihre Wut anerkennen können, also nicht mehr mit Schuldgefühlen darauf reagieren müssen, sehen sie sich noch mit ihrem Verlustschmerz und ihrer Trauer konfrontiert (Reddemann, 2000). Denn es stellt sich nun die Frage, auf welches Gefühl, auf welches Erleben der so heftige Zorn eine Antwort war. Damit ergibt sich die Frage nach der Abwehrfunktion des Zorns. Der Zorn bzw. Wut diente der Abwehr bzw. der Bewältigung des tiefen Verlust- und Enttäuschungsschmerzes, also der Trauer. Damit aber abgewehrte Trauer nicht als ewiger Schmerz untergründig wirksam bleibt, muss „Trauerarbeit" geleistet werden dadurch, dass die Klienten sich mit ihrer Trauer und dem entsprechenden Verlustereignis auseinandersetzen. Eine funktionale Bewältigung der Trauer besteht eben nicht in ihrer Abwehr, sondern in ihrem bewussten „Durchleiden" und Durcharbeiten, eben in der Trauerarbeit. Das ist ein Prozess, der zu einer Art emotionaler Distanzierung führt, in der ein Andenken an das Verlorene in Gelassenheit und Besonnenheit möglich wird. Bei dem therapeutischen Begleiten dieses Prozesses sollten folgende Aspekte beachtet werden:

Das Thematisieren des Schmerzhaften des Verlustes ist erforderlich, um ihn schließlich „verschmerzen" zu können. Das Gefühl, ohne die Partnerin nur noch ein halber Mensch zu sein, die unendliche Sehnsucht, sie zurück zu erlangen, die Angst, ohne sie nicht weiterleben zu können, muss in den vielen Facetten bewusst durchlebt werden, um es überwinden zu können, um sich von dem alle Lebenskraft verzehrenden Verlustschmerz distanzieren zu können. Zum Trauererleben kann auch gehören, dass der Trauernde noch längere Zeit durch imaginäre Zwiesprache mit der Verstorbenen die Verbundenheit beschwört. Die Therapeutin muss, sofern sie hier nur ein Vermeiden der Trauerarbeit sieht, der möglichen Versuchung widerstehen, im Sinne einer neu zu gewinnenden Autonomie von dem Klienten zu erwarten, möglichst bald die Realität des Todes und damit das unwiderrufliche Getrenntsein anzuerkennen. Vielmehr sollte sie ganz im Sinne des PZA einfühlsam auf das eingehen, was die Klienten unmittelbar erleben, das augenblickliche symbiotische Bedürfnis nach Wiederherstellung der Einheit mit dem verstorbenen Partner anerkennen und auf die Aktualisierungstendenz vertrauen. Das bedeutet, darauf zu vertrauen, dass das Erleben im Sinne eines reflektierenden Vergegenwärtigens dieses symbiotischen Erlebens in therapeutischer Begleitung zu seiner Wandlung, zu seiner Änderung führt (Kast, 1982; Weiss, 1988).

Partnerbeziehung klären

Zur Bewältigung der Sehnsucht nach dem Verlorenen gehört auch der Versuch, die Frage nach der Bedeutung der nun vergangenen Beziehung zu klären. „Was schätzten Sie besonders in dieser Beziehung, welche Augenblicke waren für Sie besonders erfüllend, an welche Augenblicke oder Unternehmungen mit dem Partner denken Sie besonders gerne zurück, was vermissten Sie aber auch in dieser Beziehung, welche Rolle hatten Sie vermutlich in dieser Beziehung, welche der Partner?" Solche und ähnliche Fragen könnten bei der die Beziehungsgeschichte reflektierenden Betrachtung bedeutsam sein. Dies kann den Klienten helfen, verschiedene Aspekte ihrer Sehnsucht genauer und differenzierter zu verstehen und sie so in neuer Weise zu bewerten und sie eben dadurch zu bewältigen d.h. auch die „Wucht" ihres Drängens besser regulieren zu können (Holodynski, 2017).

Neuorientierung fördern

Nach dieser Betrachtung der die Klienten berührenden Vergangenheit im Spiegel des Hier und Jetzt gilt es, auch ihre Zukunftsängste und Sorgen zu verstehen. Vor allem Klienten, die in einer engen, fast symbiotischen Beziehung gelebt haben, fühlen sich nach der Trennung völlig rat- und orientierungslos und können sich gar nicht vorstellen, als Alleinlebender das Leben zu bestehen. Hier kann sich die Therapeutin u.U. vor die Aufgabe gestellt sehen, eine rein empathisch-verstehende Haltung um die einer auch beratenden, durch Anregungen und Hinweise Zukunftsräume eröffnenden Position zu erweitern. Dies können Hinweise auf bisher nicht ausgeübte Betätigungsfelder sein sowie auf die Vertiefung oder Erweiterung sozialer Kontakte und geselliger Unternehmungen.

5 Scham

Scham, aber auch Schuld (s. u.), sind sogenannte selbstreflexive Gefühle, d. h. sie spiegeln ein Erleben, in dem sich die Beziehung zum eigenen Selbst artikuliert. Sie zeugen in besonderer Weise von der Auseinandersetzung mit der eigenen Person und ihren Selbst- und Sinnkonzepten, und sie sind insofern auch für die Identitätsbildung bedeutsam.

Scham ist im Rahmen personzentrierter Störungstheorie insofern ein bedeutsames Gefühl, als es im engen Zusammenhang mit dem Inkongruenzmodell steht. Denn Inkongruenz entsteht, wenn die organismische Erfahrung bzw. das Erleben mit dem Selbstkonzept unvereinbar ist und deshalb abgewehrt wird. Das Motiv dieser Abwehr ist nach Rogers die Angst (Rogers, 1959/2020, S. 30). Hier ist aber auch die Scham zu nennen, besonders in Form der Schamangst. Es ist die Angst, durch das mit unserem Selbstkonzept so wenig vereinbare „organismische Erleben" beschämt zu werden. Denn Scham entsteht eben, wenn ein Aspekt unserer Person, z.B. ein bestimmtes Bedürfnis oder Verhalten, unseren Normen und Idealen widerspricht (Lewis, 1971; Demmerling & Landweer, 2007). Diese Scham ist besonders stark, wenn es für den Widerspruch zwischen unserem durch organismisches Begehren motiviertem Verhalten und den eigenen Idealen Zeugen gibt, d.h. wenn das Übertreten der von uns selbst anerkannten und für uns verbindlichen Normen oder Standards unter den bewertenden Blicken von Anderen geschah. Um diesen Blicken zu entfliehen, möchten wir dann am liebsten unsichtbar werden und im Boden versinken. Aber wir können uns auch vor uns selbst schämen, da wir den (vermeintlich) bewertenden Blick der Anderen in Gestalt des „inneren Kritikers" längst verinnerlicht haben. Das Scham-Erleben ist im letzteren Fall meist nicht ganz so jäh und heftig, dafür aber länger anhaltend.

Das Erleben von Scham wie aber auch von Schuld setzt die Ausdifferenzierung von so etwas wie Gewissen voraus, in deren Verlauf die kritisch bewertende oder gar strafende Macht ursprünglich der Eltern ganz verinnerlicht wird. Durch diese *Introjektion* von elterlichen „Bewertungsbedingungen" (Rogers, 1959/2020, S. 42f.) wird das Selbstideal als Teil des Selbstkonzeptes (S. 31) so geprägt, dass sich so etwas wie das Gewissen als Basis des „inneren Kritikers" herausbildet. Dieser ist der Anstoß für Scham- und Schuldgefühle. Weil letztere quälend sein können, warnt uns eine Angst vor Scham oder Schuld auslösenden Situationen. Die Angst, sich schämen zu müssen, hemmt uns, gegen unser Selbstideal, unsere Normen und Werte zu handeln. Die Angst, sich schuldig zu machen, hindert uns, anderen zu schaden. Denn Schuldgefühle (Kap. 5.1.2) stellen sich ein bei einem Verletzen der Rechte eines Anderen, oder auch nur bei einem Versäumnis von Fürsorge diesem gegenüber, Schamgefühle dagegen bei einem Versäumnis, einem Verstoß sich selbst, bzw. seinem eigenen Selbstideal gegenüber.

5.1 Erscheinungsbild

Das Erleben von Scham ist bestimmt durch Plötzlichkeit und durch meist starke körperliche Empfindungen. Der Betreffende spürt, wie ihm der Kopf heiß wird und er ist augenblicklich überzeugt, dass genau dieses Sich-Schämen an seinem „Rotwerden" alle Umstehenden mit hämischen Blicken registrieren. Er fühlt sich wie gelähmt und hilflos ausgeliefert den kritischen und verächtlichen Blicken der Umstehenden und sieht sich selbst völlig entwertet und gedemütigt (Izard, 1981). Er spürt den Impuls, sich unsichtbar zu machen, zu „verschwinden", in den Boden zu versinken, um sich den vermeintlich entwertenden Blicken zu entziehen. Er sieht sich im Spiegel dieser Blicke als jemand, der moralisch, sozial oder hinsichtlich selbstverständlicher Kompetenznormen versagt hat. Bei der Scham spielt also das tatsächliche oder auch nur vermeintliche Erblicktwerden durch die Anderen eine zentrale Rolle. Scham ist also ein auf Sozialität bezogenes Gefühl. Die Bedingung der Möglichkeit für das Entstehen von Schamgefühlen hat sehr prägnant der französische Philosoph Jean-Paul Sartre (1943/1994, S. 471) beschrieben. Nach ihm werde ich mir selbst als einer objektiv erkennbaren Person mit diesen oder jenen Eigenschaften erst durch den beurteilenden, bewertenden Blick der Anderen bewusst. Erst jetzt und in Identifikation mit den Blicken der Anderen kann ich zu mir selbst objektivierend Stellung nehmen. Und dieser Moment des bewertenden Angeblickt-Werdens ist für mich mit Scham verbunden (eventuell auch mit seinem Gegenbild, dem Stolz). Denn in Identifikation mit diesem Blick und der damit verbundenen objektivierenden Distanz zu mir selbst kann ich die u. U. beschämende Diskrepanz zwischen meinem „Real-Selbst" und meinem Selbstideal in beschämender Deutlichkeit wahrnehmen. Und dies gilt besonders, wenn ich weiß, dass diese Diskrepanz auch von den Anderen gesehen wird. Aber ich kann mich auch vor mir selbst schämen, da ich diesen bewertenden Blick der Anderen verinnerlicht habe, er also in meinem Selbst imaginär immer anwesend ist. Dies kommt auch in der biblischen Geschichte von Adam und Eva zum Ausdruck, als sie vom „Baum der Erkenntnis" gegessen hatten und sich voreinander zu schämen begannen. Mit „Erkenntnis" ist hier wohl das Erleben des „Erblicktwerdens" von einem imaginären Außenstehenden und die sich daraus ergebende Fähigkeit zum objektivierenden Blick auf sich selbst und den anderen gemeint.

5.2 Anlass von Scham und Peinlichkeit

5.2.1 Scham

Scham- und Schuldgefühle spielen bei vielen psychischen Störungen eine Rolle, ganz besonders z. B. bei Suchterkrankungen (Bensel, 2016), aber auch z. B. bei psychosomatisch Gestörten. Bei Letzteren ist die Scham stärker verdeckt, insofern sie auch erst durch das Zusprechen psychischer Erkrankungsfaktoren explizit virulent wird. Der Anlass der Scham ist hier jeweils die Angst, die Achtung der sozialen Umwelt zu verlieren z. B. dadurch, dass die eigenen Beschwerden als „nur“ psychisch bedingt etikettiert werden. Scham ist, wie oben schon gesagt, die Reaktion auf das Verletzen eigener Normen, Ideale oder Standards, z. B. das Ideal, psychisch in jeder Hinsicht „in Ordnung“ zu sein. Es können also recht unterschiedliche Normen sein, deren Verfehlen Scham auslösen, z. B. moralische, kompetenz- bzw. leistungsbezogene oder rein konventionelle und durch den jeweiligen „Zeitgeschmack“ vorgegebene Standards. Im letzteren Fall kann ich mich z. B. wegen einer Ungeschicklichkeit bei Tische (z. B. Umstoßen des Weinglases) oder wegen des Tragens eines aus der Mode gekommen Kleides oder dem Verlust körperlicher Makellosigkeit, etwa durch Zunahme des Körpergewichtes, schämen. In solchen Fällen könnte man allerdings auch das entsprechende Gefühl „Peinlichkeit“ nennen, dem minder starken Erleben von Scham (s. u.). Das „Gegengefühl“ zu Scham ist Stolz. Hier erlebt die Person die sehr gelungene Übereinstimmung ihres Wünschens von Anerkennung, von Leistungen und Fähigkeiten nicht nur mit ihrem Selbstkonzept, sondern auch mit der positiven Resonanz der Umwelt.

Scham ist also, wie seine Gegenseite, der Stolz, das Ergebnis sozial geteilter Bewertungen der eigenen Person. Sind diese negativ, so ist die Folge Scham, im positiven Falle ist es Stolz. Unsere Bindung an die Sozietät, an die Gemeinschaft macht uns also in unserer Selbstbewertung von dieser abhängig und da uns in der Regel an einer positiven Bewertung gelegen ist, zwingt sie uns zu sozial erwünschtem Verhalten. Allerdings gibt es auch Werte und Normen, die nicht von einer Mehrheit, sondern nur von einer u. U. sehr kleinen Minderheit geteilt werden, und die wir dann oft als Aspekte unseres individuellen Gewissens erleben. Das Konzept einer strikten Dichotomie zwischen kollektivem und individuellem Gewissen ist aber problematisch. Besonders wenn es als Begründung einer vermeintlich klaren Unterscheidbarkeit zwischen Scham- und Schuldgefühlen dazu dienen soll, einer kollektivistischen „Scham-Kultur“ eine vermeintlich eher individualistischen „Schuld-Kultur“ gegenüberzustellen und verschiedene Nationen auf jeweils eine bestimmte „Kultur" festzulegen (Benedict, 2006). Dabei wird von der zumindest impliziten Annahme ausgegangen, dass Schuldgefühle auf ein stärker individuell ausdifferenziertes Gewissen hindeuten, sodass, so die implizite Aussage, eine „Schuldkultur" als „höherstehend" zu bewerten sei.

Konkret kann ein Anlass von Scham auch das Erleben einer mangelnden Beachtung, eines vermeintlich chronischen „Übersehenwerdens" sein, das dann von dem Betroffenen als Missachtung empfunden wird. Beschämend kann deshalb auch eine Entlassung aus einem Dienstverhältnis, also die Kündigung des Arbeitsplatzes „aus betriebsinternen Gründen" sein. Das mit der Kündigung zum Ausdruck gebrachte „Wir-brauchen-Dich-nicht-mehr", das sich auch in außerberuflichen Kontexten ereignen kann, ist oft mit viel Schamerleben verbunden, das sich in beruflichen Beziehungen oft nur hinter der Empörung wegen der finanziellen Konsequenzen der Kündigung versteckt. Scham kann sich auch einstellen angesichts eigener Ohnmacht, die noch verbunden ist mit dem Gefühl von Demütigung angesichts eigener Abhängigkeit von mächtigen Anderen. Denn Scham ist oft gebunden an ein Machtgefälle, es schämen sich meist die Machtlosen, selten die Mächtigen (Landweer, 1999). Wie stark diese Möglichkeiten zu einem faktischen Anlass von Scham werden, hängt auch von den persönlichen Normen und Idealen und den hiermit verbundenen Persönlichkeitszügen des Betreffenden ab. Eine sehr auf unbedingte Autonomie bedachte Person wird in einer Situation, in der sie sich sehr vom Wohlwollen anderer abhängig fühlt, leicht Schamgefühle entwickeln. Jemand, der ständig auf positive Beachtung und stete Zeichen der Anerkennung bedacht ist, wird sich schnell schämen, wenn solche Zeichen vermeintlich einmal ausbleiben, weil er letzteres sofort als Zeichen einer Geringschätzung seiner Person interpretiert. Eine sehr auf Ordentlichkeit, Perfektionismus und Selbstkontrolle ausgerichtete Person wird sich schon ihrer „Temperamentsausbrüche" schämen und sich Unbeherrschtheit vorwerfen, die andere ohne Weiteres mit ihrem Selbstkonzept vereinbaren können und dabei also nicht den geringsten Anlass für Scham sehen. Eine sehr leistungsbezogene Person dürfte besonders anfällig sein für die Entwicklung von Inkompetenz- bzw. Insuffizienzscham. Dabei ist aber davon auszugehen, dass wir in eher alltäglichen Zusammenhängen unserer Scham oft gar nicht ausdrücklich gewahr werden, da sie abgewehrt wird, etwa durch Gefühle wie Ärger oder Empörung oder durch Scham-Verleugnung im Sinne eines „kontraphobisch" in Szene gesetzten scheinbar provokant „schamlosen" Verhaltens.

Eine Situation, die in besonderer Weise ein Anlass für Scham sein kann, ist die psychotherapeutische. Besonders das Erstgespräch zu einer Beratung oder Therapie kann für den Klienten mit der Scham auslösenden Vorstellung verbunden sein, damit einzugestehen, sein Leben nicht souverän „im Griff" zu haben, wie das ein „normaler" Mensch vermeintlich selbstverständlich hat. Das Bekunden von Bedürftigkeit nach therapeutischer Hilfe ist deshalb für viele schon beschämend (Hilgers, 1997). Sodann ist das Erstgespräch für den Klienten insofern eine große Herausforderung für sein Schamerleben bzw. seine Fähigkeit zur Schambewältigung, als er sich natürlich ängstlich fragen wird, wie die therapeutische Person ihn wohl sehen wird, ob sie, wenn er seine „wahren" Probleme schildert, ihn insgeheim verurteilt oder verachtet oder ob sie ihn sogar ganz offensichtlich durch entwertende Äußerungen beschämen wird. So ist in der Therapie das Motiv der Abwehr häufig die Scham.

Mit dem empörten Ausruf „doch nicht verrückt" zu sein, reagieren besonders psychosomatisch gestörte Klienten oft auf die für sie beschämende Überweisung an eine psychotherapeutische Institution. Denn sie „müssen" in besonderer Weise darauf beharren, nur körperlich krank zu sein, da sie nicht selten Persönlichkeiten sind, die ihr Verhalten als rein rational bestimmt ansehen und jede Möglichkeit, von Gefühlen beeinflusst zu sein, als Charakterschwäche bewerten und deshalb in einer Abwehr emotionalen Erlebens überhaupt befangen sind. Nun ist gerade das personzentrierte Vorgehen in ganz besonderer Weise darauf ausgerichtet, den Klienten Beschämungserlebnisse zu ersparen. Dies kommt schon durch die akzeptierende, wertschätzende und bejahende therapeutische Haltung und die Behutsamkeit beim verstehenden Erfassen der „am Rande der Gewahrwerdung [des Klienten] auftauchenden Sinngehalte" (Rogers, 1951/1973a, S. 21; Ergänzung des Autors) zum Ausdruck. Da aber die Aufhebung der Abwehr im Rahmen einer vertieften Selbstexploration fast immer die Konfrontation mit bisher peinlich vermiedenen Aspekten des eigenen organismischen Erlebens bedeutet, dürfte diese Exploration mit dem Erleben von Scham verbunden sein. Diese Scham soll zwar in der PZT durch die anerkennende und wertschätzende Haltung des Beraters/Therapeuten minimiert werden, sie lässt sich aber nicht ganz verhindern, wenn die Selbstexploration wirklich intensiv sein will. Wenn der Klient nie die geringsten Zeichen von Verschämtheit oder Verlegenheit zeigt, sollte sich der Therapeut fragen, ob der Klient wirklich an seiner Inkongruenz arbeitet.

Bei den Idealen und Normen, deren Verfehlen Anlass für Scham sein können, lassen sich zwei Gruppen unterscheiden, und zwar Ideale und Werte in Richtung auf kollektive, also gemeinschaftsbezogene Normen und auf individuelle Normen bezogene Ideale, die dann meist aber auch einen Bezug zum gesellschaftlichen Hintergrund haben. In der unten stehenden Aufstellung werden besonders die Ideale und Normen hervorgehoben, die für die Ausbildung einer Ich-Identität in einer kapitalistisch orientierten Leistungs- und Wettbewerbsgesellschaft von besonderer Bedeutung sind. Die Bezugnahme auf diese Ideale und Ziele ist besonders schamanfällig, insofern im harten Wettbewerb schon kleine Abweichungen von hochgesteckten Erfolgszielen beschämend wirken können. Das gilt natürlich nur für die nicht geringe Zahl derer, die überhaupt am „Wettbewerb" teilnehmen wollen, also die entschieden Aufstiegsmotivierten unserer Gesellschaft. Hier spielt das fachbezogene Kompetenzideal und dementsprechend das Drohen einer möglichen Inkompetenzscham (Hilgers, 1997) bzw. einer Insuffizienzscham (Hülshoff, 2006) eine besondere Rolle. Die Möglichkeit der Beschämung durch tatsächliche oder nur vermeintliche Inkompetenz ist in unserer Gesellschaft besonders hoch. Die Beschämung verhindernde Kompetenz kann sich auf berufliche und/oder soziale und körperliche Fähigkeiten beziehen. Auch die Fähigkeit zu Selbstbehauptung und Autonomie könnten man in einem weiteren Sinne hier hinzuzählen. Dabei kommt jeweils auch das Bemühen um Differenz, also das Achten auf die „feinen Unterschiede" ins Spiel. Dagegen dürften sich in einer „modernen", hoch individualisierten Industriegesellschaft eine Wir-Identität und die damit verbundenen Werte und Ideale nicht unbedingt von selbst verstehen. Deshalb auch halten es Politiker und Gesellschaftskritiker des Öfteren für nötig, an gesellschaftlichen Zusammenhalt und Solidarität zu appellieren. Der Anlass für solche Appelle ist wohl die vage Hoffnung, eine Art „Unsolidaritätsscham" könnte das Auseinanderfallen der Gesellschaft in verschiedene Interessengruppen verhindern.

Individuelles Ideal: Ich-Identität		**Verfehlen des Ideals**
Kompetenz, Leistungsfähigkeit	→	Inkompetenzscham
Selbstbehauptung, Durchsetzung	→	Nachgiebigkeitsscham
Selbstbestimmtheit, Autonomie	→	Abhängigkeitsscham
Körperliche Fitness, Attraktivität	→	(physischer) Makelscham
Fähigkeit zur „Selbstbeherrschung"	→	Kontrollverlustscham
Bewahrung der Selbstgrenzen	→	Intimitätsscham
Kollektives Ideal: Wir-Identität		**Verfehlen des Ideals**
Verbundenheit, Bindung	→	Untreuescham
Solidarität gegenüber der Gemeinschaft	→	Unsolidaritätsscham
Solidarität gegenüber Untergruppen	→	Rassismusscham, Misogyniescham

5.2.2 Peinlichkeit

Da bei dem Erleben von Peinlichkeit viel weniger intensiv die je eigenen Werte tangiert sind, sondern eher kollektive Standards, ist dieses Erleben auch sehr an die Anwesenheit von „Öffentlichkeit" gebunden. Aus einer gesellschaftskritischen Perspektive wird von manchen Autoren die Zeitdiagnose eines gegenwärtigen Schamverlustes in dem Sinne gestellt, dass Schamgefühle sich heute überwiegend auf andere Anlässe beziehen als früher und dass sie in einer Zeit, in der generell „Coolness" angesagt ist, heruntergekühlt wurden zu einem Gefühl lediglich der Peinlichkeit (Greiner, 2014). Schamgefühle sind zwar nicht völlig inexistent geworden, sie sind nur in der Häufigkeit ihres Auftretens ersetzt worden durch Gefühle der Peinlichkeit als die weniger starke Form von Selbstbetroffenheit. Sie entstehen aus für den Betroffenen relativ peripheren, ihn im Kern seines Selbst weniger erschütternden Anlässen. Es sind auch Anlässe, die in der Umgebung nicht moralische Empörung auslösen, sondern eher Belustigung oder eine Art freundlicher Verachtung. Dies ist z. B. gegeben, wenn bestimmte Standards modischer Art oder gesellschaftlicher Umgangsformen bzw. von Anforderungen an eine entsprechende Gewandtheit und Geschicklichkeit nicht eingehalten werden. Dabei hängt das Ausmaß des Erlebens von Peinlichkeit häufig von der vermuteten Reaktion der Umstehenden und ihrer vermutlichen Bewertung der Situation ab und weniger von der Selbstbewertung bei Verletzung verinnerlichter Normen.

Um sich nicht durch eine Unkenntnis in den neuesten Life-style-Moden der Lächerlichkeit preiszugeben und herauszufallen aus dem Kreis der Dazugehörenden, die immer wissen, was gerade „in" ist, muss man z. B. ständig in den sozialen Medien unterwegs sein, was zu ihrem suchtartigen Gebrauch führen kann. Letzterer wird inzwischen auch schon von Psychopathologen untersucht und hat von ihnen als eine Art neues Störungsbild den Namen „fear of missing out" („FoMo") erhalten (Gupta & Sharma, 2021). Auch bei dieser Angst vor dem Verpassen neuester Informationen geht es um den befürchteten Verlust des Dazugehörens zur „Community" der Insider und der immer um die aktuellsten Trends Wissenden. Auch hier spielt die Angst vor einer Beschädigung des Ansehens, des eigenen „image" eine Rolle, wenn auch die Erschütterung des Selbstwerterlebens und auch die Schande in den Augen der Verurteilenden oft nicht so fundamental sein dürfte wie bei der Scham (Ross, 2000).

5.3 Funktionen der Scham

Da Schamgefühle und die Angst vor solchen Gefühlen, wie oben schon dargelegt, zu sozial erwünschtem Verhalten motivieren, lässt sich sagen, dass die Funktion der Scham in eben dieser Motivationsförderung besteht. Denn Scham ist ein Gefühl, das stark bestimmt ist durch die Bewertung, die der Einzelne von seinem sozialen Umfeld erfährt oder die ihm zu erfahren droht. Denn diese Bewertung bedeutet die Gratifikation von sozialer Anerkennung und Achtung oder eben deren Entzug. Dieser erstgenannte Fall ist mit dem Erleben von Stolz, der letztgenannte mit Scham verbunden.

Da Menschen dazu neigen, diese sozialen Bewertungen und ihre Maßstäbe so zu verinnerlichen, dass es ihre eigenen werden, sind Scham und Stolz auch Gefühle, die das Selbstverhältnis des Menschen bestimmen und regulieren. Ihre Funktion kann also auch darin gesehen werden, die Beziehung des Menschen zu sich selbst und damit sein Selbstkonzept zu charakterisieren und zu gegebenenfalls zu modifizieren. Im Stolz sind sich das Selbstideal und die konkrete Erfahrung des eigenen Selbst, das Selbstbild, sehr nah; man fühlt sich von einem positiven Selbstwerterleben getragen. In der Scham dagegen wird eine schmerzhafte Diskrepanz zwischen dem nun bewussten „organismischen“ Fühlen, Wünschen und Begehren und dem Selbstkonzept, vor allem dem Selbstideal, spürbar, d.h. die Scham weist auf diese Diskrepanz hin (Wurmser, 1998). Das Selbstkonzept und damit auch die Selbstachtung werden im Erleben der Scham als beschädigt erlebt. Scham setzt so etwas wie die grundsätzliche Möglichkeit von Inkongruenz voraus, nämlich „eine duale Formierung menschlicher Wirklichkeit, in der sich Inkongruenzen auftun,“ (Galliker, 2022) Im Erleben von Scham werde ich mir in scherzhafter Weise dieser das „Menschenwesen“, das „Humanum“ kennzeichnende Dualität bewusst. So schmerzlich dies ist, kann solche Scham aber zu einer Selbstreflektion herausfordern, ja, durch die Identifizierung mit dem objektivierenden Blick der Anderen wird Selbstreflexion, d.h. das Sich-Betrachten aus einer gewissen Distanz, erst möglich. Dieser Umstand ist schon insofern entwicklungsfördernd, als so das Selbstkonzept erweitert bzw. verändert wird. Scham erhöht so „die Bewusstheit vom Selbst“ und fördert die Selbstwertregulation (Izard, 1981, S. 448).

Aus dem oben Gesagten dürfte auch hervorgehen, dass eine Funktion der Scham in der Auseinandersetzung mit der eigenen Identität zu sehen ist. Denn eine Reflektion des Anlasses des jeweiligen Schamerlebens wirft die Frage auf, ob ich mich weiterhin mit den diesem Anlass inhärenten Bewertungen und Werten identifizieren will oder ob ich mein Selbstideal und damit auch mein Selbstkonzept in diesem Punkt ändern will. Durch die Auseinandersetzung mit solchen Fragen kann ich mein Selbstverständnis und meine Selbstgrenzen neu justieren und damit sicherer werden, den Raum meiner „inneren Welt“, d.h. auch den meiner Intimitätssphäre zu definieren und zu schützen. Die Scham- und Schuldgefühle meinem Partner gegenüber können mich dazu bewegen, meine Nähe-, aber auch meine Distanzbedürfnisse so zu überdenken, klärende Gespräche mit dem Partner zu initiieren und letztlich meine Beziehungserwartungen zu modifizieren.

Die Möglichkeit, Scham zu empfinden, und so auch Scham beim anderen zu erahnen, also „ schamsensibel“ zu sein, ist eine Voraussetzung der Empathie. Denn nur durch eine feinfühlige Achtsamkeit für die mögliche Scham des Klienten wie für die eigene ist ein subtiles Erfahren der „inneren Welt“ des Klienten möglich. Eine Funktion der Scham, insbesondere der reflektierten Scham, ist insofern die Befähigung zur Empathie. Dies ist so, weil Scham und Empathie an die gleiche Voraussetzung gebunden sind, nämlich „die Welt mit den Augen des Klienten zu sehen“ (Rogers, 1977, S. 116), und d.h. sensibel zu erahnen, was für den Klienten besonders schambesetzt ist. Therapeutisches Arbeiten setzt aber nicht nur Schamsensibilität, sondern auch eine gewisse Schamtoleranz voraus, was wiederum bedeutet, dass der Therapeut seine eigenen Schamgefühle, auch gegenüber dem Klienten, ertragen kann, ohne sich verängstigt oder gekränkt zurückzuziehen oder gar mit einer „Gegen-Beschämung“ Vergeltung üben zu müssen.

Scham impliziert das Erleben von „Schande“, das Gefühl, sein „Ansehen“, seine Achtung und Wertschätzung oder seine „Ehre“, wie man früher sagte, aus der Sicht der Anderen verloren zu haben. Schande ist insofern der Widerschein eines beschämenden, also regelwidrigen Verhaltens in den bewertenden Augen der Gemeinschaft. Diese Schande, die eine Person „auf sich geladen“ hat, kann sich auf die Bezugsgruppe der jeweiligen Person übertragen; so wenn eine Familie aber auch ihr Umfeld der Überzeugung ist, dass ein Familienmitglied Schande über die ganze Familie gebracht hat. Scham kann insofern besonders in weniger individualistisch ausgerichteten Gesellschaften die Funktion haben, nicht nur den einzelnen, sondern eventuell auch ein ganzes Kollektiv vor Handlungen zu bewahren, die Schande oder „Ehrverlust“ zur Folge haben könnten, wie das besonders im Umfeld von Klienten aus einem anderen Kulturkreis gelegentlich der Fall ist.

Verschämtheit und Schüchternheit

Scham kann eine anspornende Funktion haben (z.B. vermeintliches Fehlverhalten zu korrigieren), aber eben auch eine lähmende. Diese Lähmung kann zu einem ängstlichen Unterlassen vieler sozialer Aktivitäten führen, also einem

Vermeiden von Situationen, in denen Beschämungen befürchtet werden. Dies kann schließlich eine Verschämtheit bzw. Schamhaftigkeit als bestimmender Persönlichkeitszug zur Folge haben. Die betreffenden Personen wirken stets verlegen und befangen. Sie scheinen unter einer ständigen „Schamangst" (Wurmser, 1998, S. 74), also der Angst beschämt zu werden, zu leiden, was natürlich auf ein negatives Selbstwerterleben schließen lässt. Durch letzteres kann die o.g. Funktion zu einer Dysfunktion werden, die zu einer viele soziale Aktivitäten lähmenden permanenten Selbstentwertung führt.

Hier können sich Bezüge zum Störungsbild der sozialen Phobie ergeben. Aus einer solchen Feststellung ergibt sich auch ein Zeugnis für den Epochenwandel in der Bewertung von Gefühlen, denn vor ca. 150 Jahren hatte man in solcher Schamhaftigkeit bei Frauen kein pathologienahes Phänomen, sondern eine Tugend gesehen. In einem *Handwörterbuch für den Deutschen Volksschullehrer* von 1874 hieß es, dass „das weibliche Gemüth von Natur" auf Schamhaftigkeit angelegt sei und dass es „nichts Abstoßenderes gebe als ein freches, schamloses Weib". Die deshalb an die Frau „zu stellenden ganz besonders hohen Anforderungen" an selbstlose Zurückhaltung und „Züchtigkeit" (zit. nach Frevert, 2020, S. 299) sollten sich also durch eine verzichtsbereite, jeder Form der Selbstdarstellung entsagende Schamhaftigkeit kundtun, die sich gerne durch häufiges Erröten zeigen konnte. Dies galt natürlich nur als Signum weiblicher, nicht aber männlicher Tugendhaftigkeit. Ein sehr schamhafter Mann wäre als „weibisch" und „ehrlos" verachtet worden, erwartete man doch von ihm, jeden Anflug von Scham durch Aggression abzuwehren, indem er z.B. machtvoll empört ein von Selbstbehauptung zeugendes Wort ergreift, oder den vermeintlich Beschämenden bzw. „Ehrverletzenden" gleich zum Duell herausfordert.

Zwar ist seitdem viel Zeit vergangen, aber vereinzelte Spuren dieser ungleichen Verordnung von Scham durch sozialen Erwartungsdruck finden sich wohl noch in unserer heutigen Gesellschaft. Dass z.B. Gewalt in der Ehe oder Partnerschaft fast immer von Männern ausgeübt wird, ist vielleicht auch dem Umstand einer soziokulturell eingeübten Intoleranz des Mannes gegenüber Schamgefühlen geschuldet, sodass dieser etwa bei Streitgesprächen die schnell als Beschämung erlebten Vorwürfe seiner vielleicht verbal gewandteren Frau sofort durch brachiale Aggression abwehren „muss". Bei den polizeilich sogenannten Beziehungstaten, auch „Beziehungstötungen", dürfte das gleiche Muster vorliegen. Die Zurückweisung etwa sexueller Anliegen durch die Frau wird als schwere Beschämung erlebt, die durch hemmungslose Aggressivität bewältigt werden soll. Die Schuldgefühle, zu denen der Täter nach der Tat von der Gesellschaft aufgerufen wird, sind für ihn u.U. viel weniger peinigend, als es die sich als Scham äußernde narzisstische Kränkung infolge der Zurückweisung war (Hülshoff, 2006).

Die gesellschaftliche Funktion der Scham, nämlich Eskalationen potenziell konfliktträchtiger Situationen zu vermeiden und so im Dienste sozialer Harmonie zu wirken, spielt in vielen Epochen und Kulturen eine Rolle, wenn auch in unterschiedlicher Ausprägung. Sie bezieht sich nur auf jeweils andere Spielarten dieser Harmonie und spielte bei uns vor nicht allzu langer Zeit auch bei Erziehungspraktiken eine Rolle. Wenn Kinder den Harmonie- und Anpassungserwartungen der Erwachsenen nicht entsprachen, hieß es oft „Geh in die Ecke und schäm dich!“ Mit solch unverblümter Direktheit wird heute natürlich Scham nur mehr selten eingefordert, meist geschieht das „Schäm-Dich“ in sublimer Indirektheit. Entgegen manchen Klagen über die gegenwärtige Schamlosigkeit ist zu sagen, dass Scham und Schamhaftigkeit auch gegenwärtig unser Verhalten regulieren (Greiner, 2014). Wir schämen uns heute nur wegen anderer Dinge als unsere Urgroßerlern vor hundert Jahren. Es gibt sehr subtile Schammotive, die unser Verhalten bestimmen, oft ohne dass wir uns dessen deutlich bewusst sind. Verstöße gegen das Ideal körperlicher Reinlichkeit und Makellosigkeit z. B. scheinen heute viel häufiger und nachdrücklicher schambesetzt zu sein, als sie dies in früheren Epochen waren (Elias, 1988).

5.4 Die Vernetzung der Scham im Erlebensprozess

5.4.1 Gefühle im Erlebensumfeld von Scham

Da das Eingeständnis von Scham häufig selbst wieder beschämend wirken kann, werden viele Klienten, die unter Schamgefühlen leiden, von diesen Gefühlen häufig zunächst nicht reden. Sie werden stattdessen eher berichten von Gefühlen, die allerdings mit Scham in Verbindung stehen können, Ängsten, depressiven Verstimmungen, Schuldgefühlen, Selbstunzufriedenheit.

Scham ist ein Gefühl, das oft im unmittelbaren Zusammenhang mit Angst auftritt, insofern die Aussicht auf Situationen, in denen man sich möglicherweise der Lächerlichkeit oder des vermeintlichen Beweises von beschämender Unfähigkeit aussetzt, angsteinflößend ist. Diese Schamangst kann, wie oben schon angedeutet, bei manchen Menschen fast das gesamte Erleben bestimmen. Diese Personen leben fast ständig in dem Gefühl, sich auf sich selbst, die eigene Kompetenz, die eigene Geschicklichkeit, die eigene Überzeugungskraft nicht verlassen zu können. Ihr Erleben ist also bestimmt von großer Selbstunsicherheit und einem Mangel an Urvertrauen in sich selbst (Erikson, 1973).

Da „verschämte“, also für Schamgefühle besonders anfällige Personen, in der Regel auch ein wenig positives Selbstwertgefühl haben, stellen sich bei ihnen auch leicht, z. B. in konflikthaften Beziehungssituationen, Schuldgefühle ein. So sollte in der Beratung/Therapie bei ausgeprägten Schamgefühlen auch immer erkundet werden, ob in solchen Fällen nicht auch Schuldgefühle bei der Forcierung des Schamerlebens eine Rolle spielen. Da Scham- und auch Schuldgefühle mit einem Gefühl von niederdrückendem Selbstwertverlust verbunden sind, treten in diesem Zusammenhang auch häufig depressive Verstimmungen auf, die zu Resignation und einem Erleben von mangelnder Selbstwirksamkeit sowie Apathie führen können, aber auch zu einer ausgeprägten Selbstverurteilung und Selbstabwertung bis hin zum Selbsthass.

Mit dem genannten Selbsthass im Kontext von Schamhaftigkeit ist schon das Thema der Aggressivität angesprochen, wenn auch hier als eine auf die eigene Person „verschobene“, also abgewehrte. Da Aggression ein „Gegenmittel“ gegen lähmende Schamhaftigkeit ist, sollte die Therapeutin, sofern die Klienten auch Verlust- und Enttäuschungserlebnisse andeuten, sich fragen, ob nicht auch gegen andere gerichtete Aggressionsgefühle im Prozess des Erlebens eine implizite Rolle spielen. Deshalb sollte sie feinfühlig auf jedes kleinste Zeichen von Ungeduld, Ärger (meist im Sinne des gehemmten Ärgers, Kap. 3.5.1) etwa in Form eines leisen Protestes gegen eine Bezugsperson, achten und dieses Gefühl anerkennend aufgreifen. Besonders auch dann, wenn es die Therapeutin selbst ist, auf die sich dieser Protest bezieht, sollte diese den Klienten anregen, von seinem stillen Ärger zu erzählen. Denn ein auch nur sehr diskreter Ärger ist eben ein wirksames Mittel gegen lähmende Schamgefühle, da Ärger Selbstbehauptungstendenzen und Aktivität fördert.

5.4.2 Scham im Netzwerk der Gefühle

Das hier in Rede stehende Gefühl der Scham soll zunächst wieder in seinem lebensgeschichtlichen Kontext dargestellt werden:

BEISPIEL

Eine 34-jährige Juristin sucht eine Therapie wegen depressiver Verstimmungen auf. Im Erstgespräch wird bereits deutlich, dass sie nicht nur recht bedrückt ist, sondern auch unter dem Eindruck von Schuldgefühlen steht. Es fällt ihr sichtlich schwer, von dem aktuellen Anlass ihrer Niedergeschlagenheit zu sprechen. Sehr zögernd nur, mit häufigen Unterbrechungen des Redeflusses, berichtet sie, dass ihr Mann sie vor fünf Monaten wegen einer anderen Frau verlassen habe. – Die Klientin ist in einem konservativen, auf Tradition wie auf Pflichterfüllung pochenden, dabei auch sehr auf Reputation achtenden Elternhaus aufgewachsen. Der Vater ist im gehobenen Staatsdienst stehender Jurist und hat in der Erziehung der Klientin, als ständiger Subtext vieler Ermahnungen, nahegelegt, dass man in „unseren Kreisen" zu einer absolut „korrekten" Lebensführung sich verpflichtet fühlen müsse, ein Lebenskonzept auch, in dem eine Scheidung als Makel galt. Dass ihr Mann sie nach sieben jähriger Ehe ziemlich abrupt verlassen hat, scheint die Klientin bei Therapiebeginn weniger als Treuebruch seitens des Mannes, sondern eher als ein sie beschämendes Widerfahrnis, als eine Schande, die über sie und auch ihre Familie hereingebrochen sei, zu erleben, weshalb sie auch Schuldgefühle ihren Eltern gegenüber empfand. Da die Klienten mit Auskünften über die „Atmosphäre" in ihrer Herkunftsfamilie, schambedingt, sehr zurückhaltend ist, beginnen solche Informationen erst nach mehreren Sitzungen etwas deutlicher zu werden. Sie sagt dann auch, dass es ihr nach dem Auszug ihres Mannes sehr schwergefallen sei, ihrer Familie aber auch ihren beiden Freundinnen davon zu erzählen, sie habe sich so geschämt. In weiteren Gesprächen wird deutlich, dass die Klientin sich durch das für sie völlig unvorhergesehene Verlassenwerden von ihrem Mann äußerst verletzt und gekränkt fühlte. Sie litt unter dem Gefühl starker Entwertung und Demütigung und fühlte sich entsprechend beschämt. Sie hatte zeitweise das quälende Empfinden, dass irgendetwas an ihr zutiefst falsch sein müsse, dass sie einen unerträglichen Makel haben müsse, wenn sie so von ihrem Mann verlassen werde. Sie schämte sich nicht nur als „verlassene Frau" vor ihren Freundinnen und Bekannten, sondern besonders auch vor ihren Eltern. Sie hatte die Befürchtung, dass auch ihre Eltern dieses Trennungsereignis als Schande nicht nur für ihre Tochter, sondern auch für sich selbst erleben könnten, gewissermaßen als eine Beschädigung ihrer „Reputation", dass „so etwas" in ihrer Familie überhaupt passieren könne. Im Laufe der Therapie begann sie, das „Unerhörte" des Trennungsereignisses auch in Bezug auf ihren Mann zu sehen, und sie entwickelte ein zunehmendes Gefühl der Empörung und des Zorns bzw. der Wut gegen ihn, wodurch die lähmenden Schamgefühle in den Hintergrund rückten. Wegen dieser sich in Hass- und Vernichtungsfantasien steigernden Wut bekam sie dann aber zunehmend Schuldgefühle und sie begann unter Selbstvorwürfen und einer depressiven Verstimmung zu leiden.

Wenn diese Erlebenszusammenhänge in ihrer prozesshaften Form wieder in dem bekannten Schema veranschaulicht werden, ergibt sich folgende Skizze:

Kränkung durch Verlassenwerden → **Scham (1)**
—*Verkehrung ins Gegenteil*→ **Kränkungswut (2)**
—*Wendung gegen das Selbst*→ **Schuldgefühle, Depression (3)**

Erläuterung: Die Klientin erlebt die Trennungssituation als schwere Kränkung ihres Selbstwertes und reagiert dementsprechend mit Scham (1). Die sich dann entwickelnde heftige Wut (2) auf ihren Mann ist als Abwehr der Schamgefühle wie auch der Kränkung und dem damit einhergehenden Erleben von Demütigung und Erniedrigung durch *Verkehrung ins Gegenteil* zu verstehen. Die mit Zorn und Wut einhergehenden Vernichtungsfantasien werden abgewehrt durch eine *Wendung gegen das Selbst* in Form von Schuldgefühlen und depressiver Verstimmung (3). Dieser Sachverhalt, wiederum übersetzt in Konzeptualisierung und Sprache der Schematherapie bzw. der EFT, führt zu folgender Aufstellung:

Kränkung durch Trennung → **Scham** *(= primäre, maladaptive Emotion)*
—*Bewältigung*→ **Wut** *(= sekundäre, maladaptive Emotion)*
—*Vermeidung*→ **Schuldgefühle, Depression**
(= tertiäre, maladaptive Emotion)

Erläuterung: Die Selbstentwertung im Zusammenhang mit der tiefen Scham infolge des Erlebens von Verlassenwerden ist eine primäre und maladaptive Emotion. (Scham ist nicht in jedem Fall maladaptiv, aber wegen ihrer starken Ausprägung in diesem Kontext schon.) Sie wird *bewältigt* durch Wut, eine eigentlich adaptive *Bewältigung*, da diese Gefühle mit einem Erleben von Kraft und Selbstbehauptung verbunden sind und so das negative Selbstwerterleben im Rahmen der Scham aufheben. Da die Wut hier aber überschießend war und bald auch von der Klientin *vermieden* wurde, wird sie hier als maladaptiv bewertet. Dieses *Vermeiden* führt zu dem maladaptiven Erleben von Schuld und Depression.

5.5 Therapiepraxis

Scham kann in der therapeutischen Situation oft ein wenig explizites, d.h. auch von der Therapeutin unbemerktes Gefühl sein (M. Lammers, 2016). Da personzentrierte Therapeutinnen besonderen Wert darauflegen, Beschämungen ihrer Klienten zu vermeiden, könnten sie dazu neigen, das Wahrnehmen diskreter Schamgefühle bei ihren Klienten abzuwehren, denn solche Wahrnehmung könnte bei ihnen Schuldgefühle auslösen, sofern sie sich selbst allzu schnell als Verursacherin dieser Schamgefühle ihrer Klienten sehen. Auch die Klienten selbst vermeiden es oft, ihre Scham, sofern diese ihnen überhaupt vollbewusst wird, anzusprechen. Denn Scham verweist auf ein als Makel oder Verfehlung empfundenes Ungenügen. Gleichzeitig ist eben aus diesen Gründen auch die auf respektvolle Anerkennung und Achtung des Klienten bedachte Therapeutin/Beraterin leicht in Gefahr, die Scham der Klienten zu „übersehen", will sie doch als einfühlsame und wertschätzende Therapeutin gerade die Möglichkeit einer Beschämung des Klienten gar nicht erst aufkommen lassen. So kann sich im unglücklichen Fall zwischen Therapeutinnen und Klienten ein Spirale beiderseitigen, „peinlichen" Vermeidens bzw. Abwehrens schambesetzter Themen ergeben, das zu einer schweren Blockade des Therapieprozesses führen kann.

Dass Beraterinnen/Therapeutinnen auch selbst von Schamerleben überfallen werden, könnte sich z.B. auch ereignen, wenn der Klient unerwartet die Therapie abricht, obwohl die Therapeutin das Gefühl hatte, dass diese eigentlich recht „gut läuft". Die Therapeutin könnte sich dann aus zwei Gründen schämen. Einmal könnte ihr das offensichtliche Fehlurteil bezüglich einer vermeintlich konstruktiv sich entwickelnden Therapie beschämen. Sie sähe sich u.U. gezwungen, sich einen peinlichen Mangel an Kompetenz zuzuschreiben, therapeutische Prozesse angemessen zu beurteilen. Ein anderes Mal könnte es sie kränken und beschämen, von einem Klienten, mit dem sie gern und vermeintlich auch erfolgreich arbeitete, so unerwartet abgewiesen bzw. verlassen zu werden. Die Therapeutin könnte dies als Abhängigkeitsscham empfinden (Hilgers, 1997). Beschämt fühlen könnte sie sich auch, wenn der Klient die therapeutischen Verstehensangebote mehr oder weniger konsequent zurückweist. Solche Zurückweisungen könnten ihren Grund drin haben, dass der Klient durch die „Treffsicherheit" dieser Verstehensangebote sich seinerseits in beschämender Weise „gesehen" fühlte und/oder dass er zu der Therapeutin in einer rivalisierenden Beziehung steht und diese um ihre Empathiefähigkeit beneidet und deswegen ihre empathische Kompetenz als beschämend erlebt. Auch hier könnte sich eine gegenseitige, interaktionelle Spirale der Angst vor Beschämung ergeben. Eine besonders schamevozierende Situation innerhalb der therapeutischen Beziehung ist natürlich das Phänomen gegenseitiger Verliebtheit, seitens des Klienten, wie der Therapeutin (Zach, 2015).

5.5.1 Explizite Gefühle identifizieren, differenzieren und amplifizieren

Die expliziten, d. h. von der Klientin unmittelbar geäußerten Gefühle sind in Situationen wie der oben Genannten meist Schuldgefühle und Depressivität. Auch Angst kann hier anklingen, aber auch Enttäuschung und Kränkung. Auf Enttäuschung und Kränkung reagiert man meist mit Empörung und Wut. Befragt nach ihrem Befinden berichtet die Klientin von ihrer Bedrücktheit, dem Gefühl der Aussichtslosigkeit und der Apathie, dann aber auch von ihrer Enttäuschung über die wenig mitfühlende Reaktion ihrer Umgebung, vor allem von Seiten ihrer Eltern. Dabei kommt dann zunehmend auch zur Sprache, dass sich die Klientin wegen der mangelnden Empathie ihrer Eltern, aber auch ihrer Freundinnen, verletzt bzw. gekränkt fühlte.

BEISPIEL

T: Sie fühlen sich jetzt manchmal sehr entmutigt und fast wie ohne Hoffnung.
T: Sie haben jetzt richtig ein schlechtes Gewissen, dass Ihre Eltern wegen Ihrer Situation so beunruhigt sind und sich auch selbst scheinbar so getroffen fühlen.
T: In dieser angstvollen Stimmung erleben Sie die ganze Situation fast so, als ob Sie tatsächlich daran schuld wären.
T: Die Vorstellung, dass man Ihnen die Schuld an der Trennung geben könnte, verletzt Sie andererseits sehr.
T: Das klingt für mich jetzt fast so, als ob Sie gar nicht wagen würden, sich einzugestehen, wie enttäuscht Sie waren.

5.5.2 Abgewehrte Bedürfnisse und Gefühle evozieren und legitimieren

Die Klientin hatte bisher explizit nicht von Scham gesprochen. Diese war auch abgewehrt worden und ist vermutlich im Gewahrsein der Klientin gar nicht mehr voll präsent. Die Therapeutin hält aber die Beziehung inzwischen als so belastbar, dass sie glaubt, im Kontext der o.g. Äußerungen auch dieses Gefühl ansprechen zu können. Durch das genaue Wahrnehmen der einzelnen Facetten ihrer Scham- wie Schuldgefühle und ihrer Selbstanklagen soll die Klientin befähigt werden, diesen Gefühlen eine neue Bedeutung beizumessen und ihre negativen Überzeugungen so auch besser steuern zu können sowie sich natürlich der partiellen Unangemessenheit solcher Gefühle und Gedanken voll bewusst zu werden.

Abgewehrt hatte die Klientin dann auch ihren Zorn und ihre Wut. Da diese Gefühle ihr aber geholfen hatten, ihre schambedingte Selbstentwertung zu überwinden und etwas von ihrem Selbstvertrauen zurück zu gewinnen, ist es wichtig, diese Gefühle wieder „hervorzulocken" und zu aktivieren sowie zu „legitimieren", d.h. die Berechtigung solcher Gefühle gegenüber ihrem Mann anzuerkennen. In einer halt- und geborgenheitgebenden therapeutischen Beziehung ist dabei nicht zu erwarten, dass die enttäuschungsbedingten Wutgefühle abermals ins Maßlose eskalieren. Grundsätzlich anzuerkennen ist dabei natürlich auch, dass das Bedürfnis, auf das die Scham verweist, nämlich das Bedürfnis, in einer sicheren, unverbrüchlichen Bindung zu leben, und die damit verbundenen Beziehungserwartungen als berechtigt anzusehen, eine Sicht, die wiederum auch ihren Enttäuschungszorn legitimieren würde.

BEISPIEL

T: Sie machen sich so viele Vorwürfe, dass Sie auf Ihren Mann einen solchen Zorn empfanden, aber Sie fühlten sich doch auch tief enttäuscht.

K: Ich hätte aber mit meinen Vorwürfen und Ärger nicht so weit gehen dürfen.

T: Ihren heftigen Groll werfen Sie sich immer noch vor, obwohl er Ihnen mit seinem Weggang sehr viel genommen hatte?

K: Ja, das stimmt schon.

T: Diese Beziehung und die gegenseitige Treue, das war Ihnen etwas ganz Wichtiges, etwas, das er Ihnen doch auch einmal versprochen hatte.

K: So hatte ich unsere Beziehung jedenfalls immer verstanden, dass es da dieses Versprechen zwischen uns gab.

T: Und trotzdem schämten Sie sich wegen dieser Trennung, so als ob es Ihre Untreue wäre und nicht die seine.

Da Scham für die Klientin ein wichtiges, aber eben anfangs von der Klientin nicht thematisiertes Thema ist, versuchte die Therapeutin mit der letzten Äußerung, die Klientin behutsam anzuregen, sich nach den möglichen Gründen dieses Gefühls zu fragen. Hier schätzte die Therapeutin die Klientin so ein, dass sie das Schamgefühl selbst direkt als solches ansprechen kann, ohne die Klientin in weitere Schamkonflikte zu stoßen. Wenn das nicht so sicher ist, sollte die Therapeutin behutsamer formulieren, z. B. zunächst nur von Peinlichkeit, dem minder starken schamhaften Gefühl, sprechen, oder auch nur von einem „unangenehmen“, schwierigen“, „blamablen“ Gefühl. Dies sollte die Therapeutin auch mit einem Unterton des Sich-Solidarisierens mit einem Erleben vollziehen, das „wir alle nur zu gut von uns selbst kennen“.

Das Gefühl der Scham war für die Klientin dysfunktional, weil es sie völlig lähmte bis es ihr gelang, es in ein Gefühl von Zorn und Wut umzuwandeln und damit vorübergehend wieder ein Erleben von Selbstermächtigung zu erlangen. Der Klientin ist vom Schamgefühl auch nur das Erleben von Lähmung und dem brennenden Schmerz des Versagens und Scheiterns in Erinnerung. Damit die Klientin lernt, von möglichen weiteren Schamgefühlen nicht förmlich überschwemmt zu werden, diese also besser regulieren zu können, ist es wichtig, dass sie die verschiedenen Aspekte ihres Schamerlebens differenzierend wahrnimmt und diese in ihrer Bedeutung versteht. Das bedeutet hier, dem möglichen Erleben der Klientin nachzugehen, dass schon das Eingeständnis von Scham, wie oben gesagt, auf den Grund dieser Scham, nämlich auf einen vermeintlichen „Fehler“, auf einen befürchteten Makel verweist. Dieser „Makel“ könnte von ihren Bekannten, so die Befürchtung der Klientin, darin gesehen werden, dass sie ihren Mann nicht habe „halten können“, eine Sichtweise, mit der die Klientin sich unwillkürlich identifiziert. Diese durch einen vermeintlichen „Attraktivitätsmangel“ begründeten Schamgefühle könnten z. T. auch eine verzerrte Symbolisierung einer Abhängigkeitsscham sein, also das Ergebnis einer nicht eingestandenen, beschämenden, inneren Abhängigkeit von ihrem Mann.

BEISPIEL

K: Ja, meine Wut war einfach zu maßlos, das hätte mit nicht passieren dürfen.
T: Das klingt für mich fast so, als wäre Ihnen das jetzt etwas peinlich.
K: Ja, das ist es auch.
T: Spricht das vielleicht dafür, dass Sie ein sehr feines und vielleicht sogar ein etwas zu strenges Gewissen haben?
K: Ich weiß nicht, ob ich ein zu strenges Gewissen habe. Jedenfalls habe ich mich auch, als mein Mann mich verlassen hatte, furchtbar geschämt.
T: Vielleicht hatten Sie sich da zu sehr mit den Augen Ihrer Eltern gesehen, die Ihnen sagten, dass in „anständigen“ Familien so etwas wie eine Ehetrennung nicht vorkommen darf?

K: Tja, meine Eltern –, sie waren jedenfalls sehr bekümmert. Aber weil Sie das so sagen, ich habe mich tatsächlich mit den Augen einiger meiner Bekannten und Freunde gesehen, und das war irgendwie nicht so schön.
T: Sie glaubten da förmlich zu sehen, wie die sich das Maul zerreißen bei der Frage, warum Sie wohl von Ihrem Mann verlassen wurden?
K: Ja, so ähnlich war das wohl.
T: Und irgendwie ist dieses Urteil Ihrer Bekannten auch zu Ihrem eigenen geworden. Aber unter Ihren Freundinnen gab es vielleicht auch einige, die mit Ihnen ehrlich getrauert haben?

Im weiteren Verlauf der Therapie wird die Therapeutin die o.g. Schamthematik feinfühlig „umkreisen", dann allerdings auch auf eine gewisse Gelassenheit hinarbeiten in dem Bemühen, dass es bei der Klientin nicht zu dem Gefühl einer ewig nachtragenden Verbitterung oder gar des Hasses kommt, der sie weiterhin negativ an ihren Mann binden würde.

6 Schuldgefühle

Schuldgefühle sind wie Schamgefühle in besonderer Weise ausgerichtet auf kulturelle und normative Bezugssysteme und beide werden gelegentlich auch als „Übertretungsemotionen" bezeichnet (Ross, 2000), also als Emotionen, die sich aus dem Übertreten von kollektiven oder selbstgesetzten Normen ergeben. Bei Schuldgefühlen sind dies besonders moralische Normen und sie ergeben sich aus der Diskrepanz zwischen einem faktischen Ist-Zustand in Form der Beschädigung oder Benachteiligung eines anderen durch Tat oder Unterlassung und einer zu Mitgefühl und Hilfe aufrufenden Sollensforderung. Schuldgefühle weisen zwar hinsichtlich der Art des Erlebens Ähnlichkeiten mit Schamgefühlen auf, sie setzen aber voraus, dass einem anderen (zumindest vermeintlich) Schaden zugefügt oder Hilfe unterlassen wurde, was vom Täter als ein Verstoß gegen anerkannte Normen erlebt wird. Schuldgefühle reflektieren den Widerspruch faktischen Beziehungsverhaltens zum Beziehungskonzept und seinen sozialen Idealen (letzteres ist bei Rogers ein Teil des Selbstkonzeptes; Rogers, 1959/2020, S. 31, § 12). Das bedeutet, dass ich mich schuldig fühle, weil mein Verhalten gegenüber einem Interaktionspartner mit meinem Selbst- und Beziehungsideal unvereinbar ist. Schuldgefühle implizieren also immer diese soziale Dimension und sie drücken sich im Erleben von Reue und den Impuls zur Wiedergutmachung aus. Es gibt hier natürlich Übergänge zu Schamgefühlen, da ich in der Regel nicht nur den zugefügten Schaden bzw. die verweigerte Hilfestellung bereue, sondern mich auch schäme, so von den für mich verpflichtenden Idealen abgewichen zu sein. Dies ist in der Regel, ganz im Gegensatz zum Gefühl des Stolzes, mit einem negativen Selbstwerterleben verbunden.

6.1 Erscheinungsbild

Das Erleben von Schuld als eine Reaktion auf die Verletzung einer anerkannten Norm löst neben Gefühlen wie Bedrückung, Bedauern und Scham in der Regel auch den Vorsatz aus, die Tat zu sühnen und wieder gutmachen zu wollen und den Geschädigten um Verzeihung zu bitten. Ist eine „Wiedergutmachung" nicht ohne weiteres möglich, kann das Schuldgefühl auch sehr lähmend, jede Initiative bremsend, das Selbstwerterleben sehr beeinträchtigend wirken und sogar ein Bedürfnis nach Selbstbestrafung evozieren, denn Strafe, „verdiente" Strafe, kann quälende Schuldgefühle mildern. So kann unter dem Druck des Schuldgefühls ein eigenes Missgeschick oder eine Krankheit als verdiente Strafe des Schicksals oder eines Gottes gedeutet werden (Wurmser, 1998). Schuldgefühle haben also immer etwas zu tun mit dem Erleben moralischen Versagens, mit einer Selbstkritik und im ausgeprägten Fall auch mit Selbstentwertung und Selbsthass. Schuldgefühle stellen sich nicht mit der überfallartigen Plötzlichkeit ein wie Schamgefühle, dafür halten sie meist länger an. Sie können in Form von „Gewissensbissen“ recht bohrend und bedrückend sein und das Selbstwertgefühl beschädigen.

6.2 Anlass

Der zentrale Anlass von Schuldgefühlen ist also die besagte Vorstellung, durch Tat oder unterlassene Hilfe einem anderen geschadet zu haben. Diese Gefühle sind mit dem Gefühl der Reue und einem Impuls zur Wiedergutmachung verbunden. Schuldgefühle können auch entstehen bei einer Tat, die als Verstoß gegen eine göttliche oder auch staatliche Ordnung erlebt wurde. Bei Personen, die sehr anfällig sind für Schuldgefühle, kann dieser Anlass auch nur auf Mutmaßungen beruhen, z.B. eine bestimmte Hilfeleistung, die gar nicht erbeten war, versäumt zu haben. Dies kann sich bis zum Schuldwahn steigern, wie man ihn bei schweren Depressionen sehen kann.

Die o.g. Anfälligkeit für Schuldgefühle ist aus therapeutischer Perspektive besonders zu beachten. Sie hat oft ihren Grund in elterlichen Erziehungspraktiken, die von häufigen, Schuldzuweisungen implizierenden Vorwürfen und Entwertungen bestimmt waren. Viele Eltern dürften sich der schädigenden Wirkung dieses Stils, den sie nicht selten schon von ihren eigenen Eltern übernommen haben, gar nicht bewusst sein. Diese Wirkung kann in einem lebenslang anhaltend negativen Selbstwerterleben und einer Minderung der Selbstbehauptungsfähigkeit bestehen.

6.3 Funktionen der Schuldgefühle

Bei der Frage, welche Funktionen man Schuldgefühlen zusprechen könnte, sind besonders prosoziale Funktionen zu nennen, da diese Gefühle immer auf einen anderen bezogen sind, gegenüber dem man den vermeintlichen oder tatsächlich verursachten Schaden bereut und wiedergutmachen will. Die Möglichkeit von Schuldgefühlen fördert insofern eine gegenseitige Rücksichtnahme, tendenziell auch einen gegenseitigen Altruismus und befördert damit einen Gruppenzusammenhalt, wodurch wiederum kollektive Leistungen oft erst ermöglicht werden (Hülshoff, 2006; M. Lammers, 2016).

Für die Einzelperson kann die Möglichkeit des Schuldempfindens eine Gewissenskultur begründen. Damit ist die Entwicklung einer Sensibilität gemeint, subtil zwischen dem Vertreten von berechtigten Selbstinteressen und altruistischen Belangen zu differenzieren und es somit zu einem gut austarierten Gleichgewicht zwischen ego- und altruistischen Handlungsbereitschaften kommen zu lassen. Entsteht ein Ungleichgewicht zugunsten der letztgenannten Tendenzen kann eine Hypertrophie von Schuldgefühlen das Bedürfnis nach Selbstentfaltung so behindern, dass u.a. das bekannte Helfersyndrom entsteht. Aber damit sind wir thematisch schon beim kommenden Absatz.

Die Dysfunktion von Schuldgefühlen ist in ihrer lähmenden, eine Selbstentfaltung blockierenden Wirkung zu sehen, und dies in unterschiedlichen Richtungen, einmal in Richtung auf eine Selbstverausgabung im o.g. Helfersyndrom, zum anderen in Richtung einer negativen, nur die Schuld und Versagen beklagende Selbstzentrierung (M. Lammers, 2016). Mit letzterer ist die autoaggressive Tendenz von starken Schuldgefühlen gemeint und auch die Neigung einer geradezu besessenen Selbstanklage, die alle sozialen Bezugnahmen vergessen lässt. So ist bei schweren Depressionen aus Anlass eines Todesfalles fast regelhaft zu beobachten, dass das Erleben von Trauer um den Verlust einer geliebten Person ganz zurücktritt gegenüber selbstquälerischen, diesen Tod betreffenden Schuldzuschreibungen und Selbstverurteilungen, wobei auch jede Beachtung anderer, z.B. der um den Tod der Mutter trauernden Kinder, ganz verloren gehen kann.

Schuldgefühle können auch zur Manipulation einer Person in Funktion genommen werden, also instrumentellen Charakter haben. Dies besonders natürlich bei Personen, die anfällig sind für Schuldgefühle. Diese Personen hatten oft schon Eltern, die genau diese Manipulation zumindest diskret und oft auch gar nicht voll bewusst betrieben hatten. So können später auch andere durch das Induzieren von Schuldgefühlen auf diese Person leicht Einfluss und Macht ausüben. Dies kann sowohl im individuellen wie im kollektiven Rahmen, etwa durch politische oder religiöse bzw. weltanschauliche Bewegungen geschehen. Hier wird meist durch Induzieren von Schuldangst ideologischer Gehorsam und Unterwerfung unter die mit Heilsversprechungen verbundenen Forderungen eines charismatischen Führers oder einer Gruppe von „Auserwählten“ sichergestellt.

6.4 Vernetzung der Schuldgefühle im Erlebensprozess

6.4.1 Gefühle im Umfeld von Schulderleben

Explizite Gefühle sind hier besonders Schuld-, aber auch Schamgefühle, Angst, Insuffizienz- und Abhängigkeitsscham, Depressivität, die Tendenz zur Selbstabwertung bis hin zum Selbsthass.

Die Neigung, schon bei nur geringen Anlässen Schuldgefühle zu entwickeln, findet sich besonders bei Personen mit einem sehr wirkmächtigen „inneren Kritiker". Dieser innere Kritiker hat sich oft ausgebildet in einem Elternhaus, in dem die Erziehungsmittel in hohem Ausmaß aus Appellen an Normen sowie entwertender Kritik und Schuldzuweisungen bestanden. Durch die hierbei „introjizierten" „Bewertungsbedingungen" (Rogers, 1959/2020, S. 42f., 61), also durch eine Identifizierung mit den kritisierenden Eltern oder wie wir im Sinne des tiefenpsychologischen Sprachgebrauchs auch sagen können, durch die *„Identifikation mit dem Aggressor"*, hat sich bei diesen Personen die Neigung ausgebildet, angesichts der entferntesten Möglichkeit, durch eine spontane Äußerung einen anderen verletzt zu haben, sich fast chronische Gewissensbisse zu machen. Dies kann zur Folge haben, dass die betreffende Person sehr abhängig wird vom Urteil der anderen und wegen der drohenden Schuldgefühle sich nur schwer zur Selbstbehauptung und Durchsetzung eigener Interessen durchringen kann, was natürlich eine starke Einschränkung der Selbstentfaltung bedeutet. Die Person beginnt vielleicht deshalb zu befürchten, von anderen als schwach und nachgiebig verachtet zu werden und so etwas wie eine Nachgiebigkeits- und Abhängigkeitsscham zu entwickeln. Wir finden diese Konstellation öfter bei Klienten, die dazu neigen, unter entsprechenden Belastungen eine Depression zu entwickeln und die bei schweren Depressionen sogar Phänomene einer wahnhaften Zuspitzung von Selbstbeschuldigungen bis hin zum Schuldwahn zeigen können (Kap. 4). Dabei kann dieser Selbsthass die Kehrseite heftig abgewehrter Aggressionen gegen nahe Bezugspersonen sein.

6.4.2 Schulderleben im Netzwerk der Gefühle

Von einem dysfunktionalen Wirken der Schuldgefühle soll auch in der folgenden Fallskizze die Rede sein. Der 42-jährige und seit acht Jahren verheiratete Klient stammt aus einem Elternhaus mit sehr moralisierendem und mit Schuldzuschreibungen operierendem Erziehungsstil. In Identifizierung mit den von den Eltern proklamierten Normen und ihren „Bewertungsbedingungen" entwickelt sich bei dem Klienten ein Selbstkonzept, das ein hohes Selbstideal mit einem rigiden inneren Kritiker impliziert, was den Klienten anfällig macht für Schuldgefühle schon bei geringen Anlässen. Da die Ehefrau durch den introvertierten, wenig kontaktfreudigen Mann sich oft wenig beachtet fühlt und die entsprechenden Enttäuschungen oft in wohl auch harschen Anklagen zum Ausdruck bringt, kommt es in *Introjektion* dieser Vorwürfe zu entmutigendem Schulderleben und nach abermaligen Vorwürfen der Ehefrau zur Selbstverurteilung des Partners und schließlich zu einem resignativen, depressiv gestimmten sozialen Rückzug. Implizit bedeutet dies de facto natürlich eine Bestrafung der Ehefrau durch noch konsequenteren Entzug von Beachtung und Zuwendung. Der Versuch einer üblichen schablonenhaften Aufstellung dieses Erlebensprozesses führt zu folgender Skizze:

Moralisierendes Elternhaus —*Introjektion der Bewertungsbedingungen*→ strenger innerer Kritiker ➠ Anfälligkeit für **Schuldgefühle** (1) ➠ **Insuffizienzscham** ➠ sozialer Rückzug ➠ Vorwürfe der Ehefrau wegen mangelnder Beachtung —*Introjektion der Vorwürfe*→ Anerkennen der Schuldzuweisung, schuldbewusste **Entmutigung** (2) ➠ erneute Vorwürfe —*Verkehrung ins Gegenteil*→ **Enttäuschungswut** (3) —*Wendung gegen das Selbst*→ Selbstverurteilung ➠ **depressive Resignation** (4), sozialer Rückzug

Erläuterung: In Identifizierung mit elterlichen Be- und Entwertungen hat sich einerseits ein hohes Selbstideal mit einem strengen inneren Kritiker und andererseits ein eher negatives Selbstwerterleben ausgebildet. Eine hohe Anfälligkeit für Schuldgefühle (1) verbunden mit Neigung zu Insuffizienzscham in psychosozialer Hinsicht war die Folge. In der seit acht Jahren bestehenden Ehe beklagt sich die Frau oft über einen Mangel an emotionaler Zuwendung und positiver Beachtung ihrer Person. In Anerkennung und *Introjektion* dieser Vorwürfe fasst der recht introvertierte Mann Änderungsvorsätze, die er jedoch wegen schuldbewusster Entmutigung wenig zu realisieren vermag (2). Nach erneuten, aggressiv vorgebrachten Klagen der Ehefrau reagiert der Klient mit Enttäuschungswut (3) im Sinne einer *Verkehrung ins Gegenteil*. Enttäuscht sind seine durch die Änderungsvorsätze bedingten Anerkennungserwartungen. Es kommt aber darauf im Sinne einer *„Wendung* (der Wut) *gegen das eigene Selbst"* zu resignativer Selbstverurteilung und zum sozialen Rückzug mit zunehmender depressiver Verstimmung (4) und emotionaler Unerreichbarkeit als Schutz vor weiteren „Angriffen" der Ehefrau.

6.5 Therapiepraxis

6.5.1 Explizite Gefühle identifizieren, differenzieren und amplifizieren

Die zentralen Gefühle sind in diesem Fall emotionale Bedrückung, resignative Entmutigung, Schuldgefühle, Selbstentwertung bis hin zum Selbsthass, kommunikative Insuffizienzscham sowie die noch kaum explizite Enttäuschungswut. Unmittelbar gegenwärtig dürften dem Klienten also nur die ersten vier der genannten Gefühle sein. Die Therapeutin spricht zwar einen Enttäuschungsärger schon vorsichtig an (Kap. 6.5.2), diesen wehrt der Klient in diesem Zusammenhang aber noch ab. Sobald der Klient bereit ist, ausführlicher über seine Entmutigung und Selbstentwertung zu sprechen, könnte auch das Erleben kommunikativer Inkompetenz des Klienten und die damit verbundene Scham zur Sprache kommen.

Für das therapeutische Gespräch müssten zunächst das negative Selbstwerterleben im Verbund mit dem „inneren Kritiker“ und das Beziehungskonzept des Klienten thematische Schwerpunkte werden, vorbehaltlich natürlich der Themen, die der Klient selbst als bedeutsam erachtet. Ein negatives Selbstwerterleben führt zu einer reduzierten Bereitschaft, sich selbst und die eigene Meinung zu behaupten, auch dort, wo es im Dialog nur um die Darlegung eigener Interessen und Vorlieben geht, die in einem Gegensatz zu denen der Dialog-Partnerin stehen mögen. Deshalb wäre eine Verbesserung des Selbstwerterlebens auch mit einer Verbesserung der Dialogfähigkeit verbunden. Da solche Personen oft auch ein negatives Beziehungskonzept, also negative Beziehungserwartungen haben, indem sie in vielen Menschen schnell jemanden sehen, der sie verachtet oder sie kritisieren und beschämen will, ist auch eine Änderung dieser Erwartungen und Überzeugungen ein wichtiges Therapieziel.

BEISPIEL

K: Ich höre doch von ihr immer dasselbe.
T: Und deshalb mögen Sie Ihrer Frau gar nicht mehr antworten?
K: Es sind doch nur immer die gleichen Klagen, und ich weiß doch um meine Schuld.
T: Das lässt Sie so resignieren, dass Sie sich nicht mehr wehren wollen.
K: Ja, weil ich ihr doch zugestehe, dass sie in Vielem recht hat.
T: Aber es ärgert Sie, wenn sie immer darauf hinweist.

K: „Ärgern“ will ich nicht sagen, aber sie kann kaum noch von etwas anderem sprechen.
T: Sie erleben Ihre Frau Ihnen gegenüber als sehr vorwurfsvoll und voreingenommen.
K: Sie kritisiert mich jedenfalls immer. Wenn ich sie nur sehe, erwarte ich schon die nächste Kritik, die ich auch schon längst kenne.
T: Also scheint sie Ihre negativen Erwartungen immer zu erfüllen! Aber dass Sie sich hier mal zu einem entschiedenen Widerspruch herausfordern lassen?
K: Ich sehe ein, dass sie in manchem Recht hat.
T: Diese Vorstellung und Ihre Schuldgefühle scheinen Sie so einzuschüchtern, dass Sie jedes Vertrauen in sich und jeden Willen zum Widerspruch verlieren.

6.5.2 Abgewehrte Gefühle und Bedürfnisse evozieren und legitimieren

Im weiteren Gespräch sollte die Therapeutin das Bedürfnis des Klienten nach sozialem Rückzug ansprechen und die Berechtigung dieses Bedürfnisses anerkennen, sodass sich der Klient dessen nicht zu schämen braucht. Diese Anerkennung sollte jedoch die des Anrechtes auf positive Beachtung seiner Frau nicht ausschließen. Die Therapeutin wird sich bemühen, das Vertrauen des Klienten in seine kommunikative Kompetenz zu stärken, sodass das Bedürfnis nach schützendem Rückzug abnehmen wird. Die Therapeutin wird also immer wieder einmal im Sinne des „person to person“ (Rogers, 1977, S. 181f.) implizit ihre Überzeugung vom Recht des Klienten auf seine individuelle Eigenart zum Ausdruck bringen und ihn ermutigen, diese gegenüber seiner Frau zu rechtfertigen. Außerdem sollten die negativen Beziehungserwartungen des Klienten in verschiedenen Kontexten und gegenüber verschiedenen Personen expliziert und ihre Verbindung mit anderen Gefühlen und Bedürfnissen geklärt werden. In diesem Zusammenhang sollte er seine „Beziehungsenttäuschungen“ und seinen damit verbundenen Ärger sowie sein Bedürfnis nach positiver Beachtung und Wertschätzung zunehmend anerkennen und Wertschätzung seiner Person auch einfordern können. In späteren Stadien der Therapie sollte auch die Ursprungsgeschichte der Neigung zu Schuldgefühlen und Selbstwertzweifeln thematisiert werden, um für den Klienten erlebbar zu machen, dass letztere nur bestimmten Umständen seines Lebens geschuldet sind und nicht unabdingbar mit seiner Person verbunden sind. Der Klient sollte so die Motivation entwickeln, sich weniger dem Urteil der anderen zu unterwerfen und mehr Resilienz gegenüber Schuld- und Schamgefühlen zu entwickeln und dadurch ein stärkeres Erleben von positivem Selbstwert und Selbstachtung, also Würde, zu erlangen (Bieri, 2013).

7 Abwehr, Nichtbewusstes und empathisches Verstehen

7.1 Abwehr und Nichtbewusstes

Inkongruenz und Abwehr sind zwei von Rogers beschriebene Konzepte, die eng zusammengehören, und die wiederum die Vorstellung nichtbewusster Prozesse implizieren: „Wo eine Inkongruenz zwischen Erfahrung und Bewusstsein vorliegt, [spricht man] im Allgemeinen von einer Abwehrhaltung oder einer Verdrängung aus dem Bewusstsein“ (Rogers, 1961/1973b, S. 331; Ergänzung des Autors). Sobald die genannte „Erfahrung“ bzw. das Erleben bewusst wird, wandelt sich dem zufolge die Inkongruenz in bewusste Zwiespältigkeit bzw. Ambivalenz, denn „seine Selbststruktur ist jetzt soweit entspannt, dass es [das Individuum] die komplexen und widersprüchlichen Erfahrungen [...] betrachten kann“ (Rogers, 1951/1973a, S. 183; Ergänzung des Autors). Freilich kann im schlimmen Falle das Erleben der Widersprüchlichkeit zur „Desorganisation“ des Selbstkonzeptes führen (Rogers, 1959/2020, S. 35). Inkongruenz ist die Folge von Abwehr, sie setzt also Abwehr voraus. Abwehr hat die Funktion, die Gewahrwerdung der Diskrepanz zwischen Selbstkonzept und organismischem Erleben zu verhindern, wodurch eben ein Zustand von Inkongruenz installiert wird (Rogers, 1959/2020). Dadurch wiederum bleibt der Person die Belastung durch eine quälende Ambivalenzspannung bzw. die Erschütterung des Selbstkonzeptes erspart. Die Abwehr kann also zunächst funktional sein, da sie die Funktionsfähigkeit der Person bei der Bewältigung von Alltagsaufgaben sicherstellt. Eine Fähigkeit, die u.U. nicht gegeben wäre, wenn die Person in eine tiefe Selbstwert- und Identitätskrise gestürzt würde. Langfristig kann aber eine relevante Inkongruenz die volle Entwicklung der Persönlichkeit behindern. Das Erleben von Widersprüchlichkeit, das sich eben durch das Gewahrwerden der Inkongruenz ergibt, gehört, wie oben schon gesagt, zur Grundbefindlichkeit des Menschen, weswegen man aus vielen seiner Äußerungen einen Doppelsinn herauslesen kann, einen expliziten, vordergründigen und einen impliziten, „unterschwelligen“.

Das Phänomen der Abwehr, also der mit diesem Namen gemeinte Sachverhalt, wurde bereits zu Beginn des 19. Jahrhunderts, also deutlich vor Freud beschrieben, so von Schleiermacher (1838/1977), Schopenhauer (1819/1977) und Nietzsche. Von letzterem wurde in diesem Zusammenhang ein Aphorismus berühmt: *„Das habe ich getan", sagt mein Gedächtnis. „Das kann ich nicht getan haben" sagt mein Stolz und bleibt unerbittlich. Endlich gibt das Gedächtnis nach* (Nietzsche 1886/1984, S. 62, § 68). Freud hat dann diesen Gedanken in Anwendung auf psychische Störungen systematisch ausdifferenziert.

Bei dem Nietzsche-Zitat handelt es sich zwar nicht um eine Diskrepanz von Selbstkonzept und organismischen Erleben, sondern um eine Diskrepanz zwischen Selbstbild und Selbstideal als Ort des Gewissens. Es wird auch hier von einer Diskrepanz, von einer schwierigen Vereinbarkeit von Gegensätzen innerhalb der Person erzählt. Rogers (1959/2020, S. 27) hat einen solchen auch dargestellt in der Gegenüberstellung von Aktualisierungstendenz und Selbstaktualisierung, woraus deutlich wird, dass der Mensch nicht einfach wie ein pflanzlicher oder auch tierischer Organismus sich in harmonischer und konfliktloser, naturgegebener Eigengesetzlichkeit „entfaltet", sondern dass er sich genötigt sieht, sich mit sich selbst auseinanderzusetzen und zu sich selbst Stellung zu beziehen. Der Anthropologe Plessner (1961, S. 51f.) sprach von der „Exzentrizität" des Menschen, der immer auch aus sich selbst heraustreten kann, indem er eine „exzentrische" Position bezieht und dadurch der Beobachter und Beurteiler seiner selbst, auch seiner möglichen eigenen Abwehr werden kann (zumindest im Nachhinein kritischer Selbstreflektion). Und in dieser Möglichkeit liegt seine Freiheit. Und nur ein diese Position implizierendes Menschenbild ist ein humanistisches, das von einem naturalistischen bzw. biologistischen Menschenbild abzugrenzen ist. Denn ein Kernmerkmal des Humanismus (deshalb auch dieser Name) ist die Betonung der Sonderstellung des Menschen gegenüber allen anderen Lebewesen. Und diese Sonderstellung impliziert auch überhaupt erst die Möglichkeit von so etwas wie „Abwehr". Ebenso ist erst dadurch die Möglichkeit gegeben, diese Abwehr selbstkritisch zu reflektieren und dadurch die Abwehr als partielle Selbstverschleierung aufzulösen.

In schematheoretischen Erörterungen, z.B. im Rahmen der EFT, oder der Schematherapie im Sinne von Young (Roediger, 2009) und der ebenfalls der verhaltenstherapeutisch orientierten Emotionsbezogenen Psychotherapie ist der Abwehrbegriff nicht gebräuchlich, obwohl hier jeweils derselbe Sachverhalt gemeint ist (Greenberg, 2011, S. 48, 59). Damit ist auch die Vorstellung verbunden, dass das jeweils Abgewehrte bzw., schematheoretisch gesprochen, das „Vermiedene" oder „Bewältigte" nicht bewusst ist (jedenfalls sofern vom analogen Sachverhalt die Rede ist). In all diesen Therapieverfahren von der Psychoanalyse über die PZT, die EFT und die Verhaltenstherapie spielt also die Vorstellung nichtbewusster Vorgänge bei der Symptomentstehung wie aber auch im nichtpathologischen Erlebensprozess eine Rolle.

Welche Bedeutung das Nichtbewusste bei Rogers hat, geht aus dem schon bekannten Zitat hervor, das hier noch einmal wiederholt werden soll: „Die Fähigkeit zum Gewahrsein kann man sich als die winzige Spitze einer riesigen Pyramide nichtbewusster organismischer Existenz vorstellen (Rogers, 1980/1981, S. 78). Dabei ist in der PZT zu unterscheiden das inkongruenzbedingte „Nicht-Gewahre“ bzw. Nichtbewusste von einem eben nicht inkongruenzbedingten Nichtbewussten. Vom ersteren wurde schon an vielen Stellen dieser Schrift berichtet. In diesem Kontext ist dann bei Rogers die Rede von einer „Verdrängung“ emotionaler oder motivationaler Gehalte (Rogers, 1961/1973b, S. 331) und auch vom Ausbleiben einer Symbolisierung oder einer „Verzerrung“ der Symbolisierung bzw. einer nicht korrekten Symbolisierung oder gar Verleugnung organismischen Erlebens (Rogers, 1959/2020, S. 61). Die jeweiligen Muster nicht korrekter Symbolisierung beschreibt er mit den verschiedenen Abwehrformen (Rogers, 1959/2020, S. 63).

Das nicht inkongruenzbedingte Nichtbewusste, also das Nichtbewusste, das nicht einer Abwehr geschuldet ist, nimmt nach Rogers einen großen Teil der genannten „riesigen Pyramide“ ein. Rogers (1961/1973b, S. , 191; Ergänzung des Autors) geht in diesem Zusammenhang davon aus, „dass sein [des Menschen] totaler Organismus klüger als sein Bewusstsein sein könnte und es oft ist“. Er nimmt also eine die bewusste Rationalität übersteigende, jenseits des Bewusstseins operierende Weisheit an. „Es handelt sich um den Bereich des Intuitiven, Übersinnlichen, [nämlich um] die Kräfte unserer inneren, nicht-bewussten Intelligenz“ (Rogers, 1980/1981, S. 150, S. 186; Ergänzung des Autors). Rogers (1980/1981, S. 151) vermutet auch, dass sich diese nichtbewusste, organismische Weisheit auch in den Träumen ausspricht. Der „Ort“ des Nichtbewussten (falls solch metaphorische Redeweise erlaubt ist) ist zunächst das „organismische Erleben“ („experience oft the organism“, Rogers, 1959, S. 203). Dieses steht im Falle der Inkongruenz im Widerspruch zum Selbstkonzept und „enthält“ die vom Selbst wenig oder gar nicht anerkannten Bedürfnisse und Wunschfantasien. Es ist also der Ort des vom Selbst verpönten oder sogar verleugneten und so vom Gewahrsein ausgeschossenen Begehrens. Nun kann aber der „Organismus“ auch die für das Selbst akzeptablen und inakzeptablen Bedürfnisse erkennen und unterscheiden (Rogers, 1959/2020, S. 31). Das bedeutet, dass auch dieser Organismus ein Ort der „nichtbewussten organismischen Existenz“ ist. Insbesondere ist er als der Ort der von Rogers so genannten nichtbewussten Intelligenz, also auch der Ort der Intuition, Imagination und Kreativität, d.h. der nicht inkongruenzbedingten Phänomene zu sehen (Finke, 2020).

Manchem Leser mag die bei Rogers gebräuchliche Rede vom „Organismus“ seltsam subjektlos erscheinen, was für das Verständnis einer humanistischen Psychotherapie nicht ganz unproblematisch sein dürfte (Wunderlich, 2011). Der „Organismus“ scheint dabei als eine die bewusst handelnde und denkende Person wie aber auch die „nichtbewusste organismische Existenz“ umfassende

Organisation konzipiert zu sein (Stumm & Kriz, 2003). Mit diesem Konzept eines Organizismus, der eine holistische, antimechanistische Position vertritt, nimmt Rogers Bezug auf eine Denkschule, wie sie sich im Rückgriff auf die romantische Naturphilosophie der Wende vom 18. zum 19. Jahrhundert, und sodann ca. hundert Jahre später in Form der sogenannten Lebensphilosophie und des Vitalismus ausgebildet hatte (und Epochen prägend wurde). Der Organizismus impliziert die Vorstellung einer alles menschlich Individuelle umfassende und übersteigende „Lebenskraft", eben der „Aktualisierungstendenz" von Rogers, die als ein biologisch wie psychologisch überpersonales Formationsgefüge zu verstehen ist, welches das Tun und Trachten des Menschen auch jenseits seiner rational-bewussten Entscheidungen und Selbstwahrnehmungen reguliert. Dieses „Organismische" ist die Quelle nichtbewusster Inspirationen, spontanen, präreflexiven Handelns und unerklärlicher Neigungen.

In den o.g. Ausführungen war mehrfach vom „Ort" des Nichtbewussten die Rede. Diese Rede ist natürlich eine metaphorische und man sollte sie nicht in einem verdinglichenden Sinne missverstehen. Diese Art der Ausdrucksweise fungiert vielmehr als eine Hilfsvorstellung, die sehr komplexe Zusammenhänge anschaulich machen soll. Man könnte diese Vorstellung natürlich sublimer gestalten, indem man sie z.B. stärker funktionalistisch ausdifferenziert, aber solche Differenzierungen werden oft auch mit einem Verlust an prägnanter Anschaulichkeit erkauft. – Mit dem Konzept des „Nichtbewussten" wird eine Art nichtbewussten Wissens proklamiert. Das impliziert die Aufgabe, diese Art des Wissens genauer zu untersuchen und sich zu fragen, was auf das Phänomen eines solchen Wissens schließen lässt. Bei dem inkongruenzbedingten Nichtbewussten könnten in Bezug auf die letztgenannte Frage das widersprüchliche Handlungen oder Widersprüche einzelner Handlungselemente sein oder Handlungen, die den bewusst geäußerten Absichten widersprechen, die eben auf nichtbewusste Handlungsmotive schießen lassen (Schöpf, 1993). Diese Problematik soll hier aber nicht weiterverfolgt werden.

Auch Freud nahm übrigens ein ursprüngliches, nicht durch Verdrängung entstandenes Unbewusstes an. So ist bei ihm das „Es" auch in den Anteilen, die nicht das Ergebnis von Verdrängung sind, aber ebenso wie Teile des „Ich" und des „Überich" unbewusst. Neuere Psychoanalytiker gehen von einem präreflexiven Unbewussten aus, in das sehr frühe, nicht verdrängte Interaktionserfahrungen bzw. im Sinne D. Sterns Interaktionsrepräsentanzen eingegangen sind (Geyer, 2015). Das nicht nur durch Verdrängung entstandene Unbewusste als Ort von Kreativität, Fantasie und Traum spielt besonders in der Psychoanalyse C.G. Jungs (1934/1971) eine Rolle, wo zudem zwischen einem individuellen und einem kollektiven Unbewussten unterschieden wird. Wie Rogers sieht Jung im Unbewussten auch eine Form des Wissens, sogar des Denkens und eine das

Erleben und Verhalten bestimmende Macht. Die Sprache des Unbewussten ist nach Jung die der Bilder, Symbole und Fantasien. Eine analoge Vorstellung vom Unbewussten spielte übrigens schon in der Romantik eine Rolle, so wenn C. G. Carus (1846/1975, S. 1) davon sprach, „daß der größte Theil des Seelenlebens in die Nacht des Unbewußtseins fällt“. Die „Nachtseite“ des Menschen galt als Reich des Schöpferischen, des dunkel Ahnungsvollen, aber auch des gefährlich Widersprüchlichen. Und wenn Schelling (1797/1995, S. 130; Ergänzung des Autors) vom „Ort“ dieses Schöpferischen, dem „Organismus“ sagt „Die Organisation [des Organismus] aber producirt (sic!) sich selbst, entsteht aus sich selbst …“, so hätte später nicht nur Rogers in Bezug auf die Aktualisierungstendenz zugestimmt, sondern die Systemtheorie (Kriz, 2007) wird die „Selbstorganisation“ der Systeme zum Markenkern ihrer Aussagen machen. Und natürlich ist das „Produciren“ Schellings als ein nichtbewusster Vorgang gemeint.

7.2 Dialektik zwischen „naivem“ und „wissendem“ Verstehen

Das Konzept der Inkongruenz und der Abwehr impliziert, wie gesagt, die Annahme eines nichtbewussten Bereichs des Erlebens, wie das Rogers auch mit der o. g. Pyramidenmetapher (Kap. 7.1) verdeutlicht hat. Wenn der „nichbewussten organismischen Existenz“ durch diese Metapher eine solche Bedeutung zugesprochen wird, legt das auch die Schussfolgerung nahe, dass der Mensch sich selbst in Bezug auf sein innerstes Erleben überwiegend unsichtbar ist. Die so anzunehmende Selbstverborgenheit auch bei unseren Klienten zieht die Einsicht nach sich, dass oft „die Dinge nicht so sind, wie sie scheinen“. Diese „Dinge“, z. B. die Gefühle, Motive und Intentionen des Klienten, müssen danach manchmal sogar als das Gegenteil dessen zu verstehen sein, als was sie vordergründig zu bedeuten scheinen. Das bedeutet, dass der Therapeut von der inkongruenzbedingten Selbsttäuschung, in die der Klient wegen des Mangels an Gewahrsein eines Teils seiner eigenen Gefühle und Motive befangen ist, sich seinerseits nicht täuschen lassen darf, damit er nämlich „nicht nur die Bedeutungen, deren sich der Klient bewusst ist, sondern auch jene, die gerade unterhalb der Schwelle des Bewusstseins liegen, klären kann“ (Rogers, 1986/1991, S. 240). Dennoch scheint ein Widerspruch vorzuliegen zwischen dem Störungstheoretiker und dem Therapietheoretiker Rogers, wenn letzterer nämlich sagt: „Der klientenzentrierte Therapeut strebt in mancherlei Hinsicht geradezu eine ‚leichtgläubige‘ Haltung an, bei der der Klient so akzeptiert wird, wie er sich mitteilt, ohne dass der Therapeut insgeheim den Verdacht hegt, der Klient sei im Grunde ganz anders" (Rogers, 1977, S. 24). Denn, so könnte man die Aussage von Rogers ergänzen, wenn der Therapeut seine Beziehung zum Klienten bestimmen lassen würde von einer „Grundstimmung des Dahinterkommens und Entlarvens" (Jaspers, 1959, S. 300), so würde das die angstfreie Möglichkeit zur Selbstexploration des Klienten sehr beeinträchtigen. Und so sagt Rogers auch, dass es beim einfühlenden Verstehen darauf ankomme, „die Welt so zu sehen, wie der Klient sie sieht, den Klienten zu sehen, wie er sich selbst sieht" (Rogers, 1951/1973a, S. 42). Da der Therapeut aber gleichzeitig unter dem Eindruck der personzentrierten Störungstheorie und ihrem Inkongruenzkonzept in den Äußerungen des Klienten eine zumindest in Teilen verfälschte, Sinnverzerrte Botschaft sieht, muss es darum gehen, den Widerspruch zur oben anempfohlenen „leichtgläubigen Haltung" dialektisch in einer Art Synthese so „aufzuheben", dass beiden Seiten Geltung zugesprochen wird. Es ist dabei eine Praxis der Vermittlung zwischen zwei Sinnebenen zu beschreiben, die Ebene des vom Klienten gemeinten Sinns und die des vom Therapeuten auf dem Hintergrund des Inkongruenzmodells und seines Abwehrkonzeptes erschlossenen Sinns. Der Therapeut wird hier einerseits dem Klienten nicht im Sinne einer „Psychologie des Verdachts" auf Schritt und Tritt mit dem Gestus einer Enthüllungshermeneutik begegnen, nach der aus jeder Äußerung des Klienten schon eine Unwahrhaftigkeit spricht. Denn die Bereitschaft, den Selbstaussagen des Klienten einen Wahrheitsgehalt zuzuerkennen, gehört zu den Kernmerkmalen der PZT. Sofern der Therapeut andererseits auch von partiellen Ausblendungen des organismischen Erlebens in diesen Aussagen ausgeht, wird er das Verstehen des durch diese Abwehr nicht sofort Verstehbaren als eine Gemeinschaftsaufgabe von Klient und Therapeut betrachten. Er wird dabei dem Klienten grundsätzlich ein Bemühen um Wahrhaftigkeit zubilligen. Der personzentrierte Therapeut wird also die Berechtigung des vom Klienten Gesagten grundsätzlich anerkennen, schon insofern sie dem bewussten, aktuellen Wahrnehmen des Klienten entspricht. Zwar wird er so das gegenwärtige Selbstverständnis des Klienten als bedeutsam anerkennen, jedoch wird er in dem Wissen um die Widersprüchlichkeit in jedem Menschen, auch in ihm selbst, beginnen, es auch in Teilaspekten behutsam infrage zu stellen. Bei diesem Infragestellen wird er darauf achten, dies nicht ohne Mitwirken des Klienten zu unternehmen, d. h. er wird darauf vertrauen, dass durch seine feinfühlige Spiegelung dieses Selbstverständnisses der Klient selbst beginnt, dieses zu korrigieren. Der personzentrierte Therapeut/Berater wird also seine jeweiligen Interventionen darauf ausrichten, dass solches Hinterfragen sich als gemeinsames Vorgehen von Klient und Therapeut ergibt. Der o. g. Widerspruch wird also „aufgehoben", wenn man ihn „dialektisch", d. h. im Sinne Hegels (1807/1952, S. 158f.) dynamisch versteht, und das heißt hier als eine stete, vermittelnde Bewegung zwischen den beiden sich zunächst entgegenstehenden Positionen. Ein solches Vorgehen ermöglicht schließlich nicht nur eine zunehmende Korrektur der Selbstwahrnehmung des Klienten, sondern auch auf Seiten des Therapeuten ein Überprüfen und eventuelles Korrigieren von theoriegeleiteten Vorannahmen über den Klienten und seine „innere Welt“.

Literatur

Abele-Brehm, A.E. & Gendolla, G.H. (2000). Motivation und Emotion. In: In J.H. Otto, H.A. Euler & H. Mandl (Hrsg.), Emotionspsychologie (S. 297–305). Weinheim, Basel: Beltz.

Anselm, S. (1985). Angst und Solidarität. Hamburg: Syndikat.

Averill, J.R. (1991). Emotions as episodic dispositions, cognitive schemas, and transitory social roles: Steps toward an integrated theory of emotion. In: D. Ozer, J.M. Healy, & A.J. Stewart (Eds.). Perspectives in personality (Vol. 3, pp. 139–167) London: Jessica Kingsley Publishers.

Backhaus, U. (2019). Leben in der Trauer entdecken. Personzentrierte Begleitung von Menschen mit Verlusten. PERSON, 23, 2, 103–109.

Backhaus, U. (2020). Personzentrierte Beratung und Therapie bei Verlust und Trauer. München: Reinhardt.

Balint, M. (1966). Die Urformen der Liebe und die Technik der Psychoanalyse. Bern: Huber.

Bassler, M. & Hoffmann, S.O. (2002). Angstneurose: Generalisierte Angststörung, Panikstörung. In S. Ahrens & W. Schneider (Hrsg.), Lehrbuch der Psychotherapie und Psychosomatischen Medizin (S. 267–275). Stuttgart: Schattauer.

Baumann, K. & Linden M. (2011). Weisheitstherapie. In: M. Linden & M. Hautzinger (Hrsg.), Verhaltenstherapiemanual (S. 483–488) Berlin, Heidelberg: Springer.

Behr, M., Hüsson, D, Luderer, H.J. & Vahrenkamp, S. (2017). Gespräche hilfreich führen. Bd. I. Weinheim-Basel Beltz.

Behr, M., Hüsson, D, Luderer, H.J. & Vahrenkamp, S. (2020). Gespräche hilfreich führen Bd. II. Weinheim, Basel: Beltz.

Benedict, R. (2006). Chrysantheme und Schwert. Formen der Japanischen Kultur. Frankfurt/M: Suhrkamp.

Bensel, W. (2016). Der Personzentrierte Ansatz. In: M. Vogelgesang & P. Schuhler (Hrsg.), Psychotherapie der Sucht. Lengerich: Pabst.

Bieri, P. (2013). Eine Art zu leben. München: Hanser.

Biermann-Ratjen E.-M. (2007). Die Störungslehre des klientenzentrierten Konzepts. In: J. Kriz & T. Slunecko (Hrsg.), Gesprächspsychotherapie – die therapeutische Vielfalt des personzentrierten Ansatzes. (S. 49–63). Wien: Facultas.

Binder, U. (2011). Störungsspezifische Verstehensprozesse versus diagnosegeleitete Einstellungen. PERSON, 1, 37–43.

Bischkopf, J. (2005). Angehörigenberatung bei Depression. München: Reinhardt.

Bowlby, J. (1976). Trennung. Psychische Schäden als Folge von Trennung von Mutter und Kind. München: Kindler.

Carus, C.G. (1846/1945). Psyche. Darmstadt: WBG.

Damasio, A.R. (2002). Ich fühle, also bin ich. München: List.

Deloch, H. (2019). Focusing. In: J. Finke (Hrsg.), Personzentrierte Psychotherapie und Beratung. (S. 123–158). München: Reinhardt.

Demmerling, C. & Landweer, H. (2007). Philosophie der Gefühle. Stuttgart: Metzler.

Döring, S.A. (2009). Allgemeine Einleitung: Philosophie der Gefühle heute. In: S.A. Döring (Hrsg.), Philosophie der Gefühle (12–68) Frankfurt/M: Suhrkamp.

Eckert, J. (2018). Borderline-Persönlichkeitsstörungen. In: G. Stumm & W.W. Keil (Hrsg.), Praxis der Personzentrierten Psychotherapie. (S. 237–246). Berlin-Heidelberg: Springer.

Eckert, J., Biermann-Ratjen, E.-M. (2000). Prinzipien einer klientenzentrierten Behandlung von Klienten mit einer Borderline-Persönlichkeitsstörung. In: In O.F. Kernberg, B. Dulz, U. Sachsse (Hrsg.), Handbuch der Bordelinestörung (S. 595–611). Stuttgart: Schattauer.

Ekman, P. (1994). Strong evidence for universals in facial expressions: Reply to Russels mistaken critique. In: Psychochological Builletin, 115,268–287.

Elias, N. (1988). Über den Prozess der Zivilisation. Frankfurt: Suhrkamp.

Erikson, E.H. (1973). Identität und Lebenszyklus. Frankfurt/M: Suhrkamp.

Euler, H.A. (2000). Evolutionstheoretische Ansätze. In: J.H. Otto, H.A. Euler & H. Mandl (Hrsg.), Emotionspsychologie (S. 45–63). Weinheim, Basel: Beltz.

Faber, E.R. & Haarstrick, R. (1999). Kommentar Psychotherapierichtlinien. München, Jena: Urban & Fischer.

Falkai, P. & Wittchen, H.U. (2015). Diagnostische Kriterien. DSM-5. Göttingen: Hogrefe.

Ferenczi, S. (1924). Entwicklungsziele der Psychoanalyse. Leipzig: Internationaler Psychoanalytischer Verlag.

Finke, J. & Teusch, L. (2001). Die gesprächspsychotherapeutische Behandlung der Borderline-Persönlichkeitsstörung. In: G. Dammann & B.L. Janssen: Psychotherapie der Borderlinestörung (136–144). Stuttgart: Thieme.

Finke, J. (2017). Gesprächspsychotherapie der Depression. In: C. Conrad (Hrsg.), Therapie der Depression (S. 97–116). Berlin, Heidelberg: Springer.

Finke, J. (2018). Depression. In: G. Stumm & W.W. Keil (Hrsg.), Praxis der Personzentrierten Psychotherapie. (S. 228–236). Berlin, Heidelberg: Springer.

Finke, J. (2019). Personzentrierte Psychotherapie und Beratung. München: Reinhardt.

Finke, J. (2020). Träume, Märchen, Imaginationen. München: Reinhardt.

Finke, J. & Teusch, L. (2001). Die gesprächspsychotherapeutische Behandlung der Borderline-Persönlichkeitsstörung. In G. Dammann & B.L. Janssen (Hrsg.), Psychotherapie der Borderlinestörung (S. 136–144). Stuttgart: Thieme.

Fonagy, B. & Target, M. (2006). Psychoanalyse und die Psychopathologie der Entwicklung. Stuttgart: Klett-Cotta.

Freud, S. (1911/1975). Handhabung der Traumdeutung. Ergänzungs-Bd. Frankfurt/M: Fischer.

Freud, S. (1917/1975). Trauer und Melancholie. G. W., Bd. III. Frankfurt/M: Fischer.

Freud, S. (1926/1971). Hemmung, Symptom und Angst. G.W., Bd.VI. Frankfurt/M: Fischer.

Frevert, U. (2020). Mächtige Gefühle. Deutsche Geschichte seit, 1900. Frankfurt/M: Fischer.

Gadamer, H.-G. (1975). Wahrheit und Methode. Tübingen: Mohr.

Gahleitner, S.B. (2005). Neue Bindungen wagen – Beziehungsorientierte Therapie bei sexueller Traumatisierung. München: Reinhardt.

Gahleitner, S.B. (2020). Professionelle Beziehungsgestaltung in der psychosozialen Arbeit und Beratung. Tübingen: DGVT.

Galliker, M. (2012). Emotion und Motivation. Stuttgart: Kröner.

Galliker, M. (2015). Geisteswissenschaftliche Psychologie. In: M. Galliker & U. Wolfradt (Hrsg.), Kompendium psychologischer Theorien (S. 146–150). Berlin: Suhrkamp.

Galliker, M. (2021). Ideengeschichte der humanistischen Psychotherapie. In: B. Strauß, M. Galliker, M. Linden & J. Schweitzer (Hrsg.), Ideengeschichte der Psychotherapie (S. 59–71). Stuttgart: Kohlhammer.

Galliker, M. (2021). Kongruenz und Inkongruenz. In: B. Strauß, M. Galliker, M. Linden & J. Schweitzer (Hrsg.), Ideengeschichte der Psychotherapie. (S. 273–280). Stuttgart: Kohlhammer.

Galliker, M. (2022). Menschenbild und Inkongruenz. PERSON, 16, 2, 85–94.

Gendlin, E.T. (1987). Dein Körper – dein Traumdeuter. Salzburg: O. Müller.

Gendlin, E.T. (1996). Focusing oriented psychotherapy: A manual of the experiential method. N.Y.: Guilford (1998 auf Deutsch. München: Klett-Cotta).

Gendlin, E.T. (2016). Ein Prozess-Modell. Freiburg/München: Karl Alber.
Geyer, F. (2015). Psychoanalytische Theorien des Unbewussten. In: M. Galliker & U. Wolfradt (Hrsg.), Kompendium psychologischer Theorien. (S. 378–382) Berlin: Suhrkamp.
Giger-Bütler, J. (2012). Wege aus der Einsamkeit – Schritte aus der Depression. Gesprächspsychotherapie und Personzentrierte Beratung, 3, 131–141.
Goschke, T. & Bolte, A. (2002). Emotion, Kognition und Intuition: Implikationen der empirischen Forschung für das Verständnis moralischer Urteilsprozesse. In: S.A. Döring & V. Mayer (Hrsg.), Die Moralität der Gefühle (S. 39–58). Berlin: Akademieverlag.
Greenberg, L.S. (2011). Emotionsfokussierte Therapie. München: Reinhardt.
Greenberg, L.S. & Paivio, S.C. (1997). Working with emotions in psychotherapy. N.Y., London: Guilford.
Greiner, U. (2014). Schamverlust. Reinbek: Rowohlt.
Gupta, M., Sharma, A. (2021). Fear of missing out: A brief overview of origin, theoretical underpinnings and relationship with mental health. In: World Journal of Clinical Cases. Bd 9, Nr. 19, 4881–4889
Habermas, J. (1968). Erkenntnis und Interesse. Frankfurt/M: Suhrkamp.
Hartmann, H. (1972). Ich-Psychologie. Studie zur psychoanalytischen Theorie. Stuttgart: Klatt-Cotta.
Hazan, C. & Shaver, P.R. (1992). Broken attachments: relationship lost from the perspective of attachement theory approaches. In: T.L. Orbuch (Ed.), Close relationship loss. Theoretical approaches (pp. 90–111). N.Y.: Springer.
Hegel, G.W.F. (1807/1952). Phänomenologie des Geistes. Hamburg: Meiner.
Heidegger, M. (1927/1963). Sein und Zeit. Tübingen: Niemeyer.
Helm, B.W. (2009). Gefühlte Bewertungen: Eine Theorie der Lust und des Schmerzes. In: S.A. Döring (Hrsg.), Philosophie der Gefühle (S. 398–432). Frankfurt/M: Suhrkamp.
Herrmann, I., Greenberg, L.S., Auszra, L. (2018). Arbeit mit Emotionen – Emotionsfokussierte Therapie. In: G. Stumm & W.W. Keil (Hrsg.), Praxis der Personzentrierten Psychotherapie (81–92). Berlin, Heidelberg: Springer.
Hilgers, M. (1997). Scham – Gesichter eines Affekts. Göttingen: Vandenhoeck & Ruprecht.
Hoffmann, S.O. & Bassler, M. (2002). Phobische Störungen. In: S. Ahrens & W. Schneider (Hrsg.), Lehrbuch der Psychotherapie und der Psychosomatischen Medizin (S. 275– 280). Stuttgart: Schattauer.
Hofmann, S.G. (2018). Emotionen in der Therapie. Tübingen: DGVT.
Höger, D. (2007). Der personzentrierte Ansatz und die Bindungstheorie. In: J. Kriz & T. Slunecko (Hrsg.), Gesprächspsychotherapie – die therapeutische Vielfalt des personzentrierten Ansatzes (S. 64–78). Wien: Facultas.
Holodynski, M. (2017). Wie Kinder lernen, über ihre Emotionen zu sprechen. In: G. Gebauer, M, Holodynski, S. Koelsch & C.v. Scheve (Hrsg.), Von der Emotion zur Sprache. Weilerswist: Velbrück-Wissenschaft.
Hülshoff, T. (2006). Emotionen. München: Reinhardt.
Izard, C.E. (1981). Die Emotionen des Menschen. Weinheim, Basel: Beltz.
Izard, C.E. (1994). Cognition is one of four types of emotion activating systems. In: P. Ekman & R.J. Davidson (Eds.), The nature of emotions. Fundamental questions (pp. 303–207). N.Y.: Oxford University Press.
Jaspers, K. (1959). Allgemeine Psychopathologie. Berlin, Heidelberg: Springer.
Jessinghaus, A. (2009). Personzentrierte Psychotherapie bei Borderline-Persönlichkeitsstörungen – Eine Falldarstellung aus einer psychiatrischen Ambulanz. PERSON, 2, 137–147.
Joraschky, P. & Petrowski, K. (2008). Angst und Bindung: Bindungstheoretische Prozesse bei Angststörungen. In: B. Strauß (Hrsg.), Bindung und Psychopathologie (S. 49–80). Stuttgart: Klett-Cotta.

Jung, C.G. (1934/1971). Die Beziehung zwischen dem Ich und dem Unbewußten. Olten: Walter.

Jung, C.G. (1988). Komplexe. In: H. Hark (Hrsg.), Lexikon Jung'scher Grundbegriffe (S. 102–107). Olten: Walter.

Kast, V. (1982). Trauern – Phasen und Chancen des psychischen Prozesses. Stuttgart: Kreuz.

Kast, V. (1998). Vom Sinn des Ärgers. Stuttgart: Kreuz.

Keil, W. (2018). Hermeneutische Empathie. In: G. Stumm & W. W. Keil (Hrsg.), Praxis der Personzentrierten Psychotherapie (S. 62–67). Berlin, Heidelberg: Springer.

Keil, S. (2021). Das Selbst. In B. Strauß, M. Galliker, M. Linden & J. Schweitzer (Hrsg.), Ideengeschichte der Psychotherapie (S. 281–287). Stuttgart: Kohlhammer.

Keil, W.W. & Stumm, G. (2018). Arbeit mit Persönlichkeitsanteilen. In: G. Stumm & W.W. Keil (Hrsg.), Praxis der Personzentrierten Psychotherapie (S. 47–48). Berlin, Heidelberg: Springer.

Kierkegaard, S. (1844/1963). Der Begriff Angst. Reinbek: Rowohlt.

Kochinka, A. (2004). Emotionstheorien. Bielefeld: Transscript.

Kohut, H. (1959/1971). Introspektion, Empathie und Psychoanalyse. Psyche, 25, 831–855.

Kohut, H. (1989). Wie heilt die Psychoanalyse? Frankfurt/M: Suhrkamp.

Kriz, J. (2007). Grundlagen der Gesprächspsychotherapie. In: J. Kriz & T. Slunecko (Hrsg.), Die therapeutische Vielfalt des personzentrierten Ansatzes (S. 15–33). Wien: Facultas.

Kuhl, J. (2007). Psychologie des Selbstseins. In: J. Kuhl & A. Luckner (Hrsg.), Freies Selbstsein (S. 49–81). Göttingen Vandenhoeck & Ruprecht.

Lammers, C.-H. (2011). Emotionsbezogene Psychotherapie. Stuttgart: Schattauer.

Lammers, M. (2016). Emotionsbezogene Psychotherapie von Scham und Schuld. Stuttgart: Schattauer.

Landweer, H. (1999). Scham und Macht – Phänomenologische Untersuchungen zur Sozialität eines Gefühls. Tübingen: Mohr.

Laplanche, J. & Pontalis, J.B. (1975). Das Vokabular der Psychoanalyse, Bd. 1. Frankfurt/M: Suhrkamp.

Lazarus, R.S. (1966). Psychological stress and the coping prozess. N.Y.: McGraw Hill.

Lazarus, R.S. (1991). Emotion and adaption. N.Y.: Oxford University Press.

Leithner, D. & Finke, J. (2016). Therapie von Schmerzsyndromen. PERSON, 20 (1), 49–51.

Lewis, H. (1971). Shame and guilt in neurosis. N.Y.: International Universities Press.

Lindenbauer, K. (2016). In Prozessen denken. Einführung in das Prozess-Modell von Eugene T. Gendlin. PERSON, 20, 2, 131–138.

Linden, M., Rotter, M., Baumann, K. & Liebera, B. (2007). Posttraumatic enbitterment disorder. Toronto: Hogrefe & Huber.

Lorenz, K. (1966). Über tierisches und menschliches Verhalten, Bd. I. Stuttgart, Hamburg: Deutscher Bücherbund.

Lux, M. (2007). Der Personzentrierte Ansatz und die Neurowissenschaften. München: Reinhardt.

Maier, W. & Heun, R. (2002). Genetik psychischer und somatophormer Störungen. In: S. Ahrens & W. Schneider (Hrsg.), Lehrbuch der Psychotherapie und der Psychosomatischen Medizin (S. 83–96). Stuttgart: Schattauer.

Mandl, H. & Reiserer, M. (2000). Kognitionstheoretische Ansätze. In J.H. Otto, H.A. Euler & H. Mandl (Hrsg.), Emotionspsychologie (S. 95–105). Weinheim, Basel: Beltz.

Maragkos, M. (2021). Aktualisierungstendenz und Selbstaktualisierung. In: B. Strauß, M. Galliker, M. Linden & J. Schweitzer (Hrsg.), Ideengeschichte der Psychotherapie. (S. 59–71). Stuttgart: Kohlhammer.

Mearns, D., Thorne, B. & McLeod, J. (2016). Personzentrierte Beratung und Psychotherapie in der Praxis. Köln: GwG.

Mentzos, S. (1991). Neurotische Konfliktverarbeitung. Frankfurt/M: Fischer.

Mentzos, S. (1998). Deskriptive und psychodynamische Definition sowie Differentialdiagnostik manifester Angstzustände. In: S. Mentzos (Hrsg.), Angstneurose (S. 7–24). Frankfurt/M: Fischer.

Mertens, W. (1990). Einführung in die psychoanalytische Therapie, Bd. II. Stuttgart: Kohlhammer.

Mertens, W. (1991). Einführung in die psychoanalytische Therapie, Bd. III. Stuttgart: Kohlhammer.

Mertens, W. (2011). Psychoanalytische Schulen im Gespräch, Bd. II. Bern: Huber.

Mitchell, S. A. (2005). Psychoanalyse als Dialog. Gießen: Psychosozial-Verlag.

Nietzsche, F. (1886/1984). Jenseits von Gut und Böse. München: Goldmann.

Novak, J. (2019). Selbsthass. PERSON, 23, 1, 34–44.

Otto, H.J., Euler, H.A., Mandl, H. (2000). Begriffsbestimmungen. In: J.H. Otto, H.A. Euler, H. Mandl (Hrsg.), Emotionspsychologie (11–18). Weinheim, Basel: Beltz.

Plessner, H. (1961). Lachen und Weinen. Bern, München: Francke.

Reddemann, L. (2000). Depression. In: W. Senf & M. Broder (Hrsg.), Praxis der Psychotherapie. (S. 376–394) Stuttgart: Thieme.

Reichel, R. & Gahleitner, S.B. (2019). Trauer ist nicht nur Trauer und Trauma ist nicht nur Trauma – Zum Umgang mit gemischten Gefühlen. PERSON, 23, 2, 130–139.

Rice, L.N. (1974). The evocative function of therapist. In D.D. Wexsler & L.N. Rice (Eds.). Innovations in Client-Cetered-Therapy (S. 289–314). N.Y.: Wiley & Sons.

Roediger, E. (2009). Was ist Schematherapie? Paderborn, Junfermann.

Roediger, E. (2011). Schematherapie. In: M. Linden & M. Hautzinger: Verhaltenstherapiemanual (S. 429–436). Berlin, Heidelberg: Springer.

Rogers, C.R. (1942/1992). Die nichtdirektive Beratung. Frankfurt: Fischer.

Rogers, C.R. (1951/1973). Die Klient-bezogene Gesprächspsychotherapie. München: Kindler.

Rogers, C.R. (1961/1973). Entwicklung der Persönlichkeit. Stuttgart: Klett.

Rogers, C.R. (1977). Therapeut und Klient. München: Kindler.

Rogers, C.R. (1980/1981). Der neue Mensch. Stuttgart: Klett-Cotta.

Rogers, C.R. (1986). Reflections of feelings. Person-Centered Review, 1, 4, 375–377.

Rogers, C.R. (1986/1991). Ein Klientenzentrierter bzw. Personzentrierter Ansatz in der Psychotherapie. In C.R. Rogers & P. Schmid (Hrsg.), Personzentriert. Grundlagen von Theorie und Praxis (S. 238–256). Mainz: Matthias-Grünewald.

Rogers, C.R. (1959/2020). Eine Theorie der Psychotherapie. München: Reinhardt. Engl. Originalfassung (1959): A theory of therapy, personality and interpersonal relationships, as developed in the client-centered framework. In: S. Koch (Ed.): Psychology: A Study of Science, Vol. 3 (S. 184–256). New York: McGraw-Hill.

Ross, J. (2000). Peinlichkeit, Scham und Schuld. In: J.H. Otto, H.A. Euler & H. Mandl (Hrsg.), Emotionspsychologie (S. 264–271). Weinheim, Basel: Beltz.

Rudolf, G. (1995). Psychotherapeutische Medizin. Stuttgart: Enke.

Rudolf, G. (2011). Psychodynamische Psychotherapie. Stuttgart: Schattauer.

Rust, H. & Hammer, A. (2017). Borderline-Persönlichkeitsentwicklungsstörung: Handlungsleitlinien für die Personzentrierte Beratung und Therapie mit betroffenen Jugendlichen. PERSON, 21, 1, 5–22.

Sachse, R. (1992). Zielorientierte Gesprächstherapie. Göttingen: Hogrefe.

Sartre, J.P. (1943/1993). Das Sein und das Nichts. Reinbek: Rowohlt.

Schauenburg, H. (2008). Bindungsaspekte der Depression. In: B. Strauß (Hrsg.), Bindung und Psychopathologie (S. 81–105). Stuttgart: Klett-Cotta.

Schelling, F.W.J. (1797/1995). Texte zur Natur- und Transzendentalphilosophie. In: M. Boenke (Hrsg.), Schelling (S. 113–195). München: Diederichs.

Schelp, T. & Kemmler, L. (1988). Emotion und Psychotherapie. Bern, Stuttgart: Huber.
Schleiermacher, F. D. E. (1838/1977). Hermeneutik und Kritik. Frankfurt/M: Suhrkamp.
Schmidt-Atzert, L. (1981). Emotionspsychologie. Stuttgart: Kohlhammer.
Schmitt, A. & Mees, U. (2000). Trauer. In: J.H. Otto, H.A. Euler, H. Mandl (Hrsg.), Emotionspsychologie (S. 209–220). Weinheim, Basel: Beltz.
Schoenhals, H. (1998). Zur Repräsentanzenwelt des Angstneurotikers. In: S. Mentzos (Hrsg.), Angstneurose (S. 25–46). Frankfurt/M: Fischer.
Schopenhauer, A. (1819/1977). Die Welt als Wille und Vorstellung. Zürich: Diogenes.
Schöpf, A. (1993). Das Unbewusste. In: W. Mertens (Hrsg.), Schlüsselbegriffe der Psychoanalyse (S. 151–159). Stuttgart: Verlag Internationale Psychoanalyse.
Speierer, G. W. (1994). Das differentielle Inkongruenz-Modell. Heidelberg: Asanger.
Steffens, W. & Kächele, H. (1988). Abwehr und Bewältigung. In: H. Kächele & W. Steffens (Hrsg.), Bewältigung und Abwehr (S. 1–50). Heidelberg, Berlin: Springer.
Stolorow, R.D. (1997). Dynamic dyadic intesubjective systems: An envolving paradigm for psychoanalysis. In: Psychoanalytic Psychology, 14,337–346.
Strauß, B. (2008). Bindungsforschung und therapeutische Beziehung. In M. Hermer & B. Röhrle (Hrsg.), Handbuch der therapeutischen Beziehung (205–232). Tübingen: DGVT-Verlag.
Strauß, B. & Schwark, B. (2008). Die Bindungstheorie und ihre Relevanz für die Psychotherapie. In: B. Strauß (Hrsg.), Bindung und Psychopathologie (S. 9–48). Stuttgart: Klett-Cotta.
Stumm, G. (2019). Existentielle Aspekte in der Personzentrierten Psychotherapie. In: J. Finke (Hrsg.), Personzentrierte Psychotherapie und Beratung (S. 159–172). München: Reinhardt.
Stumm, G. (2021). Erfahrung und Erleben. In: B. Strauß, M. Galliker, M. Linden & J. Schweitzer (Hrsg.), Ideengeschichte der Psychotherapie (S. 288–293). Stuttgart: Kohlhammer.
Stumm, G. & Kriz, J. (2003). Organismus. In: G. Stumm, J. Wiltschko & W.W. Keil (Hrsg.), Grundbegriffe der Personzentrierten und Focusing-orientierten Psychotherapie und Beratung. Stuttgart: Klett-Cotta.
Swildens, H. (2015). Personzentrierte Gesprächspsychotherapie. Köln: GwG.
Tausch, R. (2004). Gesprächspsychotherapie bei depressiven Klienten. Gesprächspsychotherapie und Personzentrierte Beratung, 2,95–100.
Tausch, R. (1970). Gesprächspsychotherapie. Göttingen Hogrefe.
Teusch, L. (2018). Zwangsstörungen. In: G. Stumm & W.W. Keil (Hrsg.), Praxis der Personzentrierten Psychotherapie (S. 221–226). Berlin, Heidelberg: Springer.
Teusch, L. & Finke, J. (2007). Gesprächspsychotherapie bei Angststörungen. In: J. Kriz & T. Slunecko (Hrsg.), Gesprächspsychotherapie – die therapeutische Vielfalt des personzentrierten Ansatzes (S. 348–254). Wien: Facultas.
Uhlig, D. (1995). Das Gefühl: Eine Einführung in die Emotionspsychologie. Weinheim: Beltz.
Vögele, C. (2021). Emotionen. In: B. Strauß, M. Galliker, M. Linden & J. Schweitzer (Hrsg.), Ideengeschichte der Psychotherapie. (S. 203–209). Stuttgart: Kohlhammer.
Weber, H. (1994). Ärger: Psychologie einer doppelten Emotion. Weinheim: Juventa.
Weber, H. (2000). Sozialkonstruktivistische Ansätze. In: J.H. Otto, H.A. Euler & H. Mandl (Hrsg.), Emotionspsychologie (S. 139–150). Weinheim, Basel: Beltz.
Weiss, R.S. (1988). Loss and recovery. Journal of social issues, 44,34–52.
Will, H. (2002). Depression. In: S. Ahrens & W. Schneider (Hrsg.), Lehrbuch der Psychotherapie und der Psychosomatischen Medizin (S. 282–294). Stuttgart: Schattauer.
Willi, J. (1985). Die Zweierbeziehung. Reinbek: Rowohlt.
Winnicott, D. (1969). Kind, Familie und Umwelt. München: Reinhardt.
Wittgenstein, L. (1984). Tractatus Logico-Philosophicus. S. 83, §6.43. Frankfurt: Suhrkamp.
Worden, W.J. (2011). Beratung und Therapie in Trauerfällen. Bern: Huber.

Wunderlich, K. (2011). Der Organismus. PERSON, 1, 5–16.
Wurmser, L. (1998). Die Maske der Scham. Berlin, Heidelberg: Springer.
Young, J.E., Klosko, J.S. & Weishaar, M.E. (2005). Schematherapie. Paderborn: Junfermann.
Zach, B. (2015). Erotisches Erleben von Klientenzentrierten Psychotherapeutinnen im psychotherapeutischen Prozess. PERSON, 19, 2, 117–132.
Zajonc, R.B. (1980). Feeling and thinking: Preferences need no inferences. American Psychologist, 35, 2, 151–175.
Znoj, H.J. & Maercker, A. (2011). Trauerarbeit und Therapie der komplizierten Trauer. In: M. Linden & M. Hautzinger: Verhaltenstherapiemanual (S. 471–475) Berlin, Heidelberg: Springer.

Sachregister